21世紀の健康戦略（別巻Ⅰ）改訂増補

ヘルスプロモーションのすすめ
―地球サイズの愛は、
　　　自分らしく生きるために！―

島内憲夫・助友裕子　著

垣内出版株式会社

はしがき―改訂増補版―

ヘルスプロモーションの５つの目
 １．バーズ・アイ（鳥の目）
 ２．アント・アイ（虫の目）
 ３．アウトサイダーズ・アイ（外の目）
 ４．インサイダーズ・アイ（内の目）
 ５．ハートフル・アイ（心の目）
この５つの目を大切にすれば、ヘルスプロモーションが見えてくる。

　ヘルスプロモーションとは、人びとが自らの健康をコントロールし、改善することができるようにするプロセスである。身体的、精神的、社会的に完全に良好な状態に到達するためには、個人や集団が望みを確認し・実現し、ニーズを満たし、環境を改善し、環境に対処（cope）することができなければならない。それゆえ、健康は、生きる目的ではなく、毎日の生活の資源である。(WHO：ヘルスプロモーションに関するオタワ憲章、1986)
　本書「ヘルスプロモーションのすすめ―地球サイズの愛は、自分らしく生きるために！」は、ヘルスプロモーション入門の改訂版です。編別構成は、初版の島内憲夫がまとめた（１）「ヘルスプロモーション入門」に、（２）ドン・ナットビームの「THEORY in a NUTSHEL-A practitioner's guide to commonly used theories and models in health promotion.」の中で論じられている「ヘルスプロモーションの計画と実践そして評価」、そして（３）コーヒーブレイクとして助友裕子の「ヘルスプロモーション入門から学ぶ」、最後に（４）第2部として島内と助友が「すけっち＆しまっちの健康なまちづくり講座」と題して青森市で講演をした時の内容をそのまま掲載した。＜すけっち＞は「助友」のニックネーム、＜しまっち＞は「島内」のニックネームです。これを命名して下さった

のは、青森市の元気プラザの保健婦の三上公子さんです。また、＜すけっち＞＜しまっち＞のイラストを描いてくださったのは同じく元気プラザの保健婦の藤田貴子さんです。お二人の私たちへの熱い思いにここで感謝申し上げたいと思います。どうもありがとうございました。

さて、ヘルスプロモーション国際会議のねらいを1986年の「第1回ヘルスプロモーションに関するオタワ憲章」に立ち返りみてみましょう。

①1986年：カナダ（オタワ）

第1回のヘルスプロモーションに関する国際会議で提唱された「ヘルスプロモーションに関するオタワ憲章」の価値は、健康問題が保健・医療領域を越えた問題を内包しているので保健・医療以外の分野の協力、すなわち「分野間協力」が必要であることと、個人が自ら健康生活習慣をつくっていくことが基本ですが、それ以上に地域に住む一人ひとりがお互い助け合うこと、すなわち「住民参加」による健康づくりが一層効果的であることを強調した点にあります。それゆえ、活動の方法も健康的なライフスタイル形成を目指した「個人技術の開発」はもとより、「地域活動の強化」「健康を支援する環境づくり」、さらにはこれらの活動を包含した「健康的な公共政策づくり」にまで健康戦略を拡大したのです。

②1988年：オーストラリア（アデレード）

5つの活動の一つである「健康的な公共政策づくり」をテーマとして第2回目のヘルスプロモーションに関する国際会議が開催されました。その結果「健康は人権であり、社会的投資である。」と言う結論を導きだしました。これは、WHO設立時からの「基本的精神である健康権を再確認する」と共に「健康支援に積極的に投資することは社会の発展にとって大変メリットのあることだ」と言うことの確認作業であったのです。

③1991年：スウエーデン（サンスボー）

第3回のヘルスプロモーションに関する国際会議は、「健康を支援する環境づく

り」に焦点を絞った会議でした。この会議で確認されたことは、「健康と環境は密接な関係にある。」と言うこと。そして、この環境には「自然環境」はもちろんですが、それ以上に「規範・慣習などの社会的次元、民主主義・責任分散・平和などの政治的次元、そして資源の開発・安全で信頼できる技術などの経済的次元の環境」があることに気づかなければならないのです。さらに、健康をつくっていくには「コミュニティ・パーティシペーション」が必要不可欠であり、そのためには「女性の知識と技術」を生かすことが大切であるということでした。

④1997年：インドネシア（ジャカルタ）
　第4回のヘルスプロモーションに関する国際会議は、「新しい時代をつくる人々─ニューパートナー─」を創出した重要な会議でした。その人々とは、政府、地方自治体（保健部門以外の部門も含む）、民間団体、企業、マスメディアなどです。(10)

⑤2000年：メキシコ（メキシコシティー）
　第5回のヘルスプロモーションに関する国際会議が開催されることになっています。
　このようにヘルスプロモーション・ムーブメントは、世界的な視野の中で留まることなく進められています。
　今年は、イローナ・キックブッシュ博士が第9回日本健康教育学会で特別講演をするために来日されます。記念すべき、20世紀最後の年に私にとってもっとも大切な友人とお会いできますことは、望外の幸せな出来事です。これを機会に、私が関わっている白井町、青森市、陸前高田市、深谷市、板橋区などを中心に日本におけるWHO型のヘルスプロモーション活動をみていただこうと思っています。
　思えば、1986年にデンマークのコペンハーゲンでイローナ・キックブッシュ博士に出会って以来、私は今日まで渾身の力を込めて、日本という舞台の中でヘルスプロモーションの啓蒙と普及に日々勤めてまいりました。今日までの道のりは、決して平坦なものではなく、時には挫折を味わい、不安と焦燥を抱えながらの毎日でした。そのような時、妻の暁美（平和学院衛生福祉専門学校歯科衛生士科科長）、先輩の小山修さん（日本子ども家庭総合研究所研究企画・情報部長）をはじ

めとする健康社会学研究会のメンバーが私に継続の力を与えてくださいました。
　このような状況の中、私のもとで、ヘルスプロモーションを学びたいと願う若き学徒が次々と大学院に入学してきました。松岡正純君（現千葉県白井町企画課主事補）、森川洋君（現東洋大学大学院博士後期課程学生）、林二士君（現日本大学松戸歯学部付属歯科衛生専門学校非常勤講師）そして助友裕子さん（現順天堂大学健康社会学研究室助手）等がその代表です。とりわけ、助友裕子さんとの出逢いは、私に大きなエネルギーと新たなパラダイムを生み出す創造力を与えることになりました。なぜなら、彼女の「ヘルスプロモーション」に対する愛は本物であり、それに取り組む姿勢には心打たれるものがあったからです。本書は、そのような彼女との数年にわたる相互浸透の中から生まれたものです。
　「ヘルスプロモーションのすすめ―地球サイズの愛は、自分らしく生きるために！」は、「すすめ」という言葉が表しているように、保健・医療・福祉の専門家はもとより、その他の分野の専門家、さらに一般の人びとにもお読みいただき、この書をきっかけとして「健康づくり、健康なまちづくり」に取り組んでいただくことを願っています。また、サブタイトル「地球サイズの愛は、自分らしく生きるために！」は、つぎのようなWHOのスローガンを意識してのことです。
　Think globally, act locally（地球サイズの愛をもって、今、できることから始めよう！）
　最後に、ヘルスプロモーション入門の価値を信じ、そして改訂増補を強く指示してくださった垣内出版の垣内健一社長に心よりお礼申し上げます。

平成12年1月14日
初春のさくらキャンパスにて
島内憲夫

＊私の信条
　「出逢いの瞬間こそ愛のすべて！」
　「今日一日を美しく真剣に生きる！」

目　次

はしがき―改訂増補版（島内憲夫）……………1

第1部　ヘルスプロモーション入門（島内憲夫）……………7
はしがき…………8
プロローグ…………12
1．ヘルスプロモーションとは何か～……………13
　（1）ヘルスプロモーションの起源と発達……………13
　（2）ヘルスプロモーションの定義、ねらいそして原理……………18
　（3）ヘルスプロモーション活動のプロセスと方法……………19
　（4）ヘルスプロモーションの実践……………24
2．健康とは何か……………31
　（1）健康のモデル……………31
　（2）主観的健康観の意味……………36
3．保健行動とは何か……………39
　（1）素朴な疑問……………39
　（2）保健行動の意味……………40
　（3）保健行動のモデル……………41
　（4）保健行動のシーソーモデル……………43
　（5）望ましい保健行動の促進法……………44
　（6）保健行動をめぐるその他のモデル……………45
4．保健医療サービスの利用モデル……………49
5．ヘルスプロモーションの計画と評価モデル……………50
エピローグ～健康と愛の源泉を求めて……………53
　（1）生・死・健康・病気のドラマは語る～家族の愛！～……………53
　（2）健康なまちづくりの鍵～地域の人びとの愛！～……………55
　（3）Think grobally，Act locally～地球サイズの愛！～……………56

コーヒーブレイク：ヘルスプロモーション入門から学ぶ（助友裕子）……………60

第2部　すけっち＆しまっちの健康なまちづくり講座（島内憲夫・助友裕子）……67
はじめに―出逢いの瞬間こそ愛のすべて！……………68
1．「す」べてのひとの……………69
2．「け」んこうは……………69
　（1）健康とは何か……………69
　（2）健康づくりの方法……………69
3．「ち」いさな愛から始まる……………69
4．「し」あわせな……………69
5．「ま」ちづくりは、……………70
　（1）健康なまちとは……………70
　（2）人びとのココロを育てること……………70
6．「ち」かくの人との交流から始まる。……………70
おわりに―健康の聖地はどこに？―……………70
あとがき……………112

第1部

ヘルスプロモーション入門

島内憲夫

はしがき

Health promotion is a peace promotion!

　1986年11月21日、カナダのオタワでWHOが主催した第1回「ヘルスプロモーションに関する国際会議」において「ヘルスプロモーションに関するオタワ憲章」が提唱されてから、ちょうど10年目が過ぎました。

　1986年6月6日、デンマークのコペンハーゲン大学医学部社会医学研究所に留学した時、WHOヨーロッパ地域事務局のイローナ・キックブッシュ博士と出会ったのを契機として、私は世界のヘルスプロモーション・ムーブメントに巻き込まれました。

　思えば、この10年間にはさまざまな出来事がありました。WHOのレベルではオタワ憲章のフォロー・アップ会議として、1988年に「健康的な公共政策づくり」をテーマとしてオーストラリアのアデレードで第2回の「ヘルスプロモーションに関する国際会議」が、1991年には「健康を支援する環境づくり」をテーマとしてスウェーデンのサンスボーで第3回の「ヘルスプロモーションに関する国際会議」が開催されました。また来年（1997年）には、インドネシアの首都ジャカルタにおいてオタワの10周年を祝う歴史的な第4回の「ヘルスプロモーションに関する国際会議」が開催される予定です。これらの国際会議は、未来の健康ビジョンを各国に提案してきました。今後も強力な国際ネットワークを駆使し、提案し続けるであろうと思います。

　一方、日本の中でもWHOのヘルスプロモーションの考え方は、いろいろな分野で理解され広まりつつあります。とくに、厚生省が1993年（平成5年）から「健康文化都市構想」を立ち上げ、モデル市町村を指定し（現在77）、健康文化都市協議会を発足させ、各市町村の相互交流を通して、その発展を積極的

に支援してきたことは、ヘルスプロモーションの普及を一層加速させました。

　私が主催する「健康社会学研究会」も来年（1997年）の4月1日で10年目を迎えます。「健康社会学研究会」は、1986年までは「保健社会学研究会」と言う名称でした。WHOのヘルスプロモーション・ムーブメントの日本的展開を図るための意図的な戦略として、研究会の名称を変えることによって新天地の開拓をしようと決意し、研究仲間であり先輩の若狭衛さんと小山修さんをコペンハーゲンからの熱い手紙によって説得しました。お二人の先輩の同意を得、1987年4月1日に「保健社会学研究会」を「健康社会学研究会」に名称変更し、以来10年間次のような健康社会学セミナーを開催し、WHOのヘルスプロモーションの普及に努めてきました。

第1回「超高齢化社会の到来とシステム変革－デンマークに学ぶ－」
第2回「健康を支援するコミュニティづくり－ヘルスプロモーションの時代の中で－」
第3回「健康づくりのための個人技術の開発－ヘルスプロモーションの時代の中で－」
第4回「健康ライフワーク論－生涯健康学習のすすめ－」
第5回「ヘルス・サービスの方向転換－ヘルスプロモーションの時代の中で－」
第6回「家族と健康－ファミリー・ヘルスプロモーションをめざして－」
第7回「健康という資源－今なぜ健康なのか－」
第8回「21世紀の健康政策」
第10回「ヘルスプロモーション、プライマリ・ヘルス・ケア、そしてコミュニティ－地域組織活動の活性化をめざして－」
第10回「21世紀の歯科保健活動のあり方」
第11回「ヘルス・フォー・オール－21世紀の健康戦略－」
第12回「健康社会学的創造力の現在を語る－医学モデルの超越と　調和をめ

ざして－」
第13回「ヘルシー・シティの未来像を語る」
第14回「健康学習と健康教育の可能性と限界－個性的健康行動形成を求めて－」
第15回「住民の求めるソーシャルサポート―その可能性と限界―」
第16回「現代コミュニティにみる健康像－プライマリ・ヘルス・ケアとヘルスプロモーションの視点から－」
第17回「WHO西太平洋地域におけるヘルスプロモーション戦略」
第18回「共生のできるまちづくり－ヘルスプロモーションの視点から－」
第19回「保健・医療・福祉の統合から街づくりへ」

　これらのセミナーは、すべてヘルスプロモーションの日本的展開を意図して開催されたものです。
　第20回健康社会学セミナー「ヘルスプロモーションの10年を語る」（1996年12月14日）は、オタワ憲章の10周年を祝う記念すべきセミナーです。それゆえ，原点に立ち返り久しぶりに「ヘルスプロモーション入門」と題し、自ら特別講演をすることにしました。
　健康社会学セミナーを通じてヘルスプロモーション・ムーブメントを展開する一方、私は、日本においてのこのムーブメントを一層成功させるための新たな戦略を展開する拠点として、順天堂大学ヘルスプロモーション・リサーチ・センター（WHO協力機関）の設立を思い立ちました。それをイローナ・キックブッシュ博士に相談したところ、彼女はWHO西太平洋地域事務局のローズマリー・エルベン博士を紹介して下さいました。彼女の献身的な協力によって、1993年に異例の早さで順天堂大学ヘルスプロモーション・リサーチ・センターは設立されました。私の思いを達成させようと強力な支援をして下さった彼女らの姿勢・行動を通して、ヘルスプロモーションに対する熱い思い・意欲が並々ならぬものであることに気づかされると同時に、WHOセンターのもつ歴

史・社会的な責任の重さを痛感させられました。

　センター設立以来、私は、上海、バンコック、シドニー、マニラでのWHO国際会議に出席する中で日本におけるヘルスプロモーションの展開について報告して参りました。先日（1996年12月4-5日）もシドニー大学のドン・ナットビーム教授に招待され、オーストラリアのシドニーで開催された「南西太平洋地域におけるヘルスプロモーションに関するIUHPE/WHO地域シンポジウム」において、「日本におけるヘルスプロモーション・プロジェクト－高齢者健康政策を中心として－」と題し、基調講演をしてきました。いまもそのときの余韻が残っています。

　オタワ憲章が提唱されて10年が過ぎたいま、私としてはようやく「ヘルスプロモーション」の入口に立ったような気がします。と同時に、WHOの21世紀の健康戦略であるヘルスプロモーションのスローガン「Think globally, Act locally! 地球サイズの愛をもって、今できることから始めよう!」が鮮やかに蘇ってきています。

　私は、このスローガンの意味をすべての人びとに理解していただくために、本書を保健医療従事者、研究者はもちろんのこと学生や一般市民がお読みくださることを願っています。なぜなら、すべての人びとの参画・協力によってはじめて、ヘルスプロモーションは人びと自身のものとなるからです。このような意味合いから本書のタイトルを「ヘルスプロモーション入門」と致しました。

　最後に、本書の出版を心よく引き受けて下さいました垣内出版株式会社に心から感謝申し上げます。もし垣内出版の支えがなかったならば、日本におけるヘルスプロモーション・ムーブメントは大幅に遅れたことでしょう。重ねてお礼申し上げます。

　　　　　　　　　　　　　　　　　　　　オタワ憲章の10周年を記念して
　　　　　　　　　　　　　　　　　　　　　　　　　　1996年12月14日
　　　　　　　　　　　　　　　　　　　　　　　　　　　　　島内憲夫

プロローグ

　日本には4つの方向からヘルスプロモーションが入ってきた。1つ目は、1960年代にアメリカから、レベル,H.R.とクラーク,E.G.によって提唱された一次予防、二次予防、三次予防のなかの一次予防の方法としての医学的なヘルスプロモーションが、2つ目は1970年代にカナダから、ラロンド,M.によって提唱された健康を支える4つの条件①ヘルスケア、②ライフスタイル、③環境、④遺伝、のなかの「②ライフスタイルと③環境」を意識したヘルスプロモーションが、3つ目は1980年代にWHOヨーロッパ地域事務局から、キックブッシュ,I.等によって提唱された社会科学的なヘルスプロモーションが入ってきた。4つ目は、1990年代になって、再びアメリカから、健康教育の展開にWHOが提唱したヘルスプロモーションの考え方を取り入れたグリーンL.W.によって創られたプリシード／プロシードモデルが入ってきた。ここで紹介するのは、3つ目のWHOヨーロッパ地域事務局から日本に入ってきた「ヘルスプロモーション」（①健康的な公共政策づくり、②健康を支援する環境づくり、③地域活動の強化、④個人技術の開発、⑤ヘルスサービスの方向転換）についてである。

　ヘルスプロモーションとは、人びとが自らの健康をコントロールし、改善することができるようにするプロセスである。またヘルスプロモーションの究極目標は、すべての人びとがあらゆる生活舞台―労働・学習・余暇そして愛の場―で健康を享受することのできる公正な社会の創造にある（WHO：ヘルスプロモーションに関するオタワ憲章、1986）。

　具体的には、伝統的なヘルスサービスを越えた新しいタイプの制度的要求、病気を治すという発想から健康をつくるという発想への転換、コミュニティを巻き込み（インボルブメント）、コミュニティに権限を付与した健康づくりムー

ブメント、ヘルシー・シティーズ・プロジェクト（健康都市計画、健康なまちづくり）そしてこれらを可能とさせる新しい技術とトレーニング方法（①唱道Adovocate、②能力の付与Enable、③調停Mediate）を開発することである。

1.ヘルスプロモーションとは何か

(1) ヘルスプロモーションの起源と発達

1986年11月21日にカナダのオタワでWHOが「ヘルスプロモーションに関するオタワ憲章」[1]を提唱して以来、10年が過ぎようとしている。ここで、このヘルスプロモーション・ムーブメントの歴史を振り返ってみよう。

オタワ憲章以前の1970年代には医学、とりわけ疫学的なアプローチによって心臓疾患やガンなどの成人病の予防教育や、喫煙や栄養などのリスクファクターに関する情報提供や教育がなされていた。

1980年代はオタワ憲章の提唱によって、単なる個人への予防教育を超えて社会科学的アプローチを全面的に押し出した「総合的な健康政策」が展開された。これによって「個人技術の開発」はもとより「地域活動の強化」、「健康支援する環境づくり」、さらにはこれらの活動を包含した「健康的な公共政策づくり」にまで健康戦略は拡大されたのである。

1990年代には、ヘルスプロモーションの考え方がより具体的なものになり、それは人びとが生活し、出会う場である家庭、学校、職場、地域、街の各レベルにおいて健康を支援するプログラムが展開されるようになった。

このような世界的なムーブメントになった「ヘルスプロモーション」とはいったいどのようなものなのか。焦点をWHO活動に絞って、考えてみよう。

1）健康のルネッサンス　WHOのオタワ憲章は、「健康のルネッサンス」と呼ぶにふさわしい歴史的な出来事であった。ルネッサンスとは、本来「再生」または「復興」を意味する言葉であるが、周知のように中世ヨーロッパに起こったギリシャ・ローマ文化への「復興」をめざす言葉でもある。しかし、それははるかな昔に帰ろうとする回顧的運動ではなかった。古典の真の姿の中から新

しい人間に対する見方、新しい世界に対する考え方をみいだそうとする革命的、かつ積極的な運動だったのである。WHO の歴史を振り返ってみれば、1946年ニューヨークで開催された国際会議が「世界保健機関憲章」を採択し、その前文において「健康の定義」をうたったのが世界の人びとの健康運動の端緒であった[2]。「健康とは、身体的・精神的および社会的に完全に良好な状態であって、たんに病気や虚弱でないだけではない。」各国の保健・医療従事者は、このWHO の「健康の定義」を精神的支柱として、今日まで国内はもとより世界中の人びとの健康を守り高めようと努力を重ねてきた。

2）プライマリ・ヘルス・ケア　1978年にはソ連のアルマ・アタで、発展途上国向けの健康創造戦略として「プライマリ・ヘルス・ケアに関するアルマ・アタ宣言」が提唱されたことは記憶に新しい[3]。

　プライマリ・ヘルス・ケアとは、地域に住む個人や家族にあまねく受け入れられる基本的ヘルス・ケアのことであり、それは住民の積極的参加とその国でまかなえる費用で運営されるものである。プライマリ・ヘルス・ケアは、それが核となって構成されている国のヘルス・ケアおよび地域全般の社会経済開発などの一つの必須部分を成すものである。この定義に見られるように、プライマリ・ヘルス・ケアは、その国とコミュニティで供給できる費用によって動かすことのできる、実践的でかつ確実性と社会的に受容される方法を備えた必須のヘルス・ケアである。コミュニティの人びとはその中に含まれるべきである。

3）ヘルスプロモーション　1986年に提唱された「ヘルスプロモーションに関するオタワ憲章」は、先進国向けのものであった。しかし現在では、プライマリ・ヘルス・ケアとヘルスプロモーションは、発展途上国と先進国の両国にとって必須の健康戦略として位置づけられている。

　ともあれ、ここでヘルスプロモーションについて、WHO ヨーロッパ地域事務局のキックブッシュ,I.博士の考えにそって、その基本的な考え方を概観してみよう。

　なぜなら、このヘルスプロモーションに関する計画は、彼女を中心として、1981年に始められたものだからである。以来この計画について専門家、特殊な

学問領域の人びと、消費者団体の人びとが、じっくり検討をした結果、1984年1月、WHO ヨーロッパ地域事務局の新しい事業として「ヘルスプロモーション計画」が設立されたのである。

以下に、彼女のヘルスプロモーションに関する構想を紹介しよう。ここでは、とくに彼女の構想の中核を成す3つの論文を取り上げる。

①1981年「健康への巻き込み－社会的概念としての健康教育－」[4]
②1983年「ライフスタイルと健康－序説－」[5]
③1985年「ヘルスプロモーション－新しい公衆衛生への動き－」[6]

①1981年「健康への巻き込み－社会的概念としての健康教育－」

この論文からわれわれは、次の事実を学ぶべきである。それは、ヘルスプロモーションの概念が、ヨーロッパの「健康教育の概念」の効用と限界を検討する過程の中で創造されたということである。ともあれ、この論文で主張されている論点を見てみよう。この論文は、「健康とは、社会的なアイディアである。Health is a social idea.」という短い文章から始まっている。この考え方こそヘルスプロモーションの底流を成す考え方である。ともあれ、先ず彼女の指摘するヨーロッパ地域における健康教育のアプローチにみられる4つの根本的な転換についてみてみよう。それは、(ア)医療的な方法による健康維持からヘルスプロモーションへの転換、(イ)個別の行動変容アプローチからシステマチックな公衆衛生的アプローチへの転換、(ウ)医療側による指導から素人の能力の承認への転換、(エ)権威的な健康教育から援助協力的な健康教育への転換、の4つの転換である。そして、このような転換に対応するためにヨーロッパ地域事務局は、彼女の発想を軸として、新しい健康教育計画を立てたのである。この計画は、次の3つの主要な領域から構成されている（表1）。

ⓐヘルスプロモーション　Health promotion
ⓑ予防的健康教育　Preventive Health Education
ⓒ支援的健康教育　Supportive Health Education

このように、当初「ヘルスプロモーション」は、新しい健康教育に関する3

表1 ヨーロッパ地域事務局の3つの健康教育計画

① ヘルスプロモーション Health Promotion
焦点：健康的なライフスタイル形成をめざした活動
課題：人びとが自分の健康を維持したり改善するために行っている活動（例えばジョギング，ヨガなどのスポーツ，食物，飲酒などのコントロール、環境改善のためのグループ活動等）が，本当に健康の保持増進につながっているのかの鑑定にある。なぜなら，健康やヘルスプロモーションに関するデータが不足しているからである。しかし，健康的なライフスタイル形成が，ヘルスプロモーションの不可欠な要素であることだけはわかっている。

② 予防的健康教育 Preventive Health Education
焦点：学齢前の子供たちに対する健康教育
課題：健康教育の枠組の中に予防的保健行動に貢献している集団や組織（家庭，学校，同僚，ピアグループ，近隣，地域社会など）を位置づけ，それらと関係を結ぶのを援助することにある。
なぜなら，これらの集団・組織が，健康学習に役立っているからである。しかし，家族や素人の組織を政治的に扱うことは，たいへん微妙でむずかしい問題である。

③ 支援的健康教育 Supportive Health Education
焦点：セルフ・ケア，セルフ・ヘルプ，ミューテュアル・エイド・グループの活動
課題：一般的な教育と同様，疾病傾向にある患者の教育を明確にすることや，慢性疾患や長期の障害に対処している素人の実践（セルフ・ケア，家族ケア）に関する知識の増強，相互援助グループの範囲や構成、普及の調査、そしてセルフ・ケアの教育プログラムの必要性と可能性を評価することなどが必要である。
なぜならこれらの素人の活動が，専門家の治療システムを衰えさせないばかりか，きわめて重要な基本的なヘルス・ケア活動として、再発見され再評価されるようになってきたからである。

注：この表は、キックブッシュ,I.博士の考え方に基づき島内憲夫がまとめたものである。

つの計画の中の1つとして位置付けられていたのである。この点は、ヘルスプロモーションの起源を知る上で、また健康教育との関係を知る上で重要なので銘記されたい。なぜなら、これ以後、彼女は逆に、ヘルスプロモーションというアンブレラ(umbrella)の中に健康教育を吸収したからである。

②1983年「ライフスタイルと健康―序説―」

彼女は、この論文の中で次のように主張している。「19世紀末以来の病理学的パラダイムによるネガティブなアプローチは、時代の要請に適さない」とし、「現代および将来は、ホリスティック医学のパラダイムや社会生態学的パラダイムによるポジティブなアプローチを必要としている」として、次の3つの要

素の重要性を主張している。それは、㋐社会環境、㋑個人の価値観とライフスタイル、そして㋒健康の重要性である（図1）。

そして「従来は『社会環境』が『個人の価値観とライフスタイル』や健康の重要性に大きく影響していたが、『健康の重要性』を社会が認識するにつれて、その力が逆に『社会環境』や『個人の価値観やライフスタイル』を変化させるようになった」と述べている。

ここでいうライフスタイルは、「経験と環境に対する反応と行動」である。換言すれば「社会化のプロセスを通して発達し、標準化された反応と行動でつくられるもの」である。彼女はこの論文において初めて、人びとが「健康」という価値を大切にすればするほど、人びとは「ライフスタイル」と「社会環境」を健康のために役立つものにしようと努力するという、ユニークな考え方を明

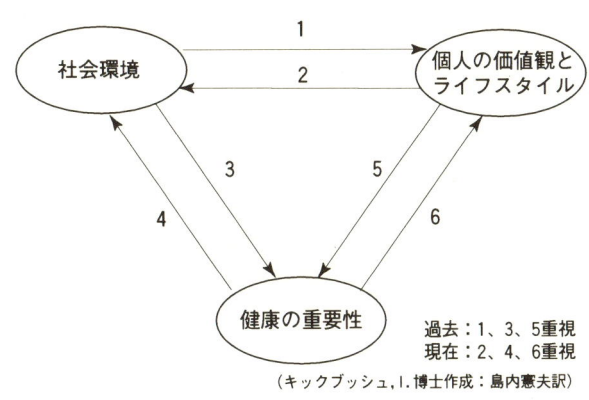

図1　社会環境、個人の価値観とライフスタイル、そして健康の重要性の相互関係

過去：1、3、5重視
現在：2、4、6重視

（キックブッシュ,I.博士作成：島内憲夫訳）

確に意識したのである。

③1985年「ヘルスプロモーション―新しい公衆衛生への動き―」

この論文において「ヘルスプロモーション」の考え方が誤りでないこと、そしてこれからの世界の「公衆衛生上の諸問題」の解決のために必要不可欠なも

のであるということを自覚したのである。

彼女のいう「公衆衛生上の諸問題」とは、㋐世界の人びとの長寿問題、㋑先進国における疾病構造の変化の問題、㋒南北における健康状態の結び付きの問題、㋓健康に関する持続的な不平等の問題である。

彼女は、「これらの諸問題の解決は、医学により提供された手段やその介入を越えたところにある。医学的アプローチの欠陥は、先進国における医療費の増加や利益の減少、ならびに発展途上国の基本的医療サービス供給の進歩の遅れによって露呈されている。それゆえ、われわれは、基本的に社会的・政治的な要素を探る方向への動きを重視しなければならない、なぜなら、優れた健康の達成は政治的な意志や活動を必要とするし、幅広い人びととの参加による社会運動を通じて自分たちのヘルス・ニーズを表明することにも深く関わっているからである」とし、われわれにいま必要なのは「健康が何によって構成されているかを改めて理解する」ことであり、「人びと自身が健康を定義し、それを維持していくことを可能とする環境をつくること」であろうと強調している。

このような基本的考え方に基づき、彼女はヘルスプロモーションを次のように定義した。

「ヘルスプロモーションとは、人びとが自らの健康をコントロールし、改善することができるようにするプロセスである。」

いまにして思えば、この定義が1986年の「WHOのヘルスプロモーションに関するオタワ憲章」の定義の伏線を成していたのである。

（2）ヘルスプロモーションの定義、ねらいそして原理
1）ヘルスプロモーションの定義　ヘルスプロモーションとは、人びとが自らの健康をコントロールし、改善することができるようにするプロセスである。
2）ヘルスプロモーションのねらい　ヘルスプロモーションの究極目標は、「すべての人びとがあらゆる生活舞台－労働・学習・余暇そして愛の場－で健康を享受することのできる公正な社会の創造」にある[7]。
3）ヘルスプロモーションの原理　この目標の達成には、次のような5つの基

本原理の認識とそれに基づく実践が必要である[8]。

　①ヘルスプロモーションは、特定の病気を持つ人びとに焦点を当てるのではなく、日常生活を営んでいるすべての人びとに目を向けなければならない。

　②ヘルスプロモーションは、健康を規定している条件や要因にむけて行われるべきである。

　③ヘルスプロモーションは、相互に補完的な多種類のアプローチあるいは方法を必要としている。

　④ヘルスプロモーションは、個人あるいはグループによる効果的な、また具体的な住民参加を求めている。

　⑤ヘルスプロモーションの発展は、プライマリ・ヘルス・ケアの分野における保健・医療の専門家の役割発揮に大きく依存している。

　換言すれば、この5つの原理は、「病気を治す」という考え方を改め「健康をつくる」という考え方へのシフト、「病院中心」から「家族・地域社会中心」へのシフト、「専門家中心」から「素人中心」へのシフトにある。その理由は、特定の病気を持つ人びとに焦点を当てるのではなく、日常生活を営んでいるすべての人びとに目を向けなければならないという認識が芽生えてきたからである。

(3) ヘルスプロモーション活動のプロセスと方法
1) ヘルスプロモーションの3つのプロセス　ところで、ヘルスプロモーションとは「いったい何をせよというのか？」、というこの疑問はだれしも抱くところである。この点について簡単にそのポイントを解説しよう。

　具体的には、伝統的なヘルスサービスを越えた新しいタイプの制度的要求、病気を治すという発想から健康をつくるという発想への転換、コミュニティを巻き込み、コミュニティに権限を付与した健康づくり運動、そしてこれらを可能とさせる新しい技術とトレーニング方法を開発することである。このような意味合いは、オタワ憲章では次の3つのプロセス――①唱道（Advocate）②能力の付与（Enable）③調停（Mediate）――のなかにすべて表現されている。[9]

　①唱道：これは辻説法である。「健康には価値があるのだ！」「健康であるこ

とは意義のあることなのだ！」ということを、あらゆる場で先頭にたって唱道することである。

　②能力の付与：いくら唱道をしても、人びとが健康を獲得する能力を持たなければ意味がない。それゆえ、保健医療従事者は、健康にかかわる知識・技術というものを健康教育・学習の方法を駆使し、きちんと人びとに伝えていかなければならないのである。

　③調停：健康問題は保健医療の方法のみでは解決することはできない。なぜなら、健康問題がきわめて全生活的な問題だからである。換言すれば、健康問題が保健医療の分野を越えた問題を内包しているからである。このような意味合いから「分野間協力」の大切さをわれわれは意識しなければならないのである。

　それ以上に重要なことは、健康のための基盤としての平和・住居・食べ物・収入・安定した生態系・生存のための諸資源、社会的正義と公正の確保である。

２）ヘルスプロモーションの活動方法　ヘルスプロモーション活動の方法は、①健康的な公共政策づくり、②健康を支援する環境づくり、③地域活動の強化、④個人技術の開発、⑤ヘルス・サービスの方向転換である[10]。

　ヘルスプロモーション活動の具体化は、この５つの活動の有機的連携によって可能となることを先ず銘記しなければならない。

　なにゆえにこのような幅広い活動が必要なのかについて、図２を使ってもう少し分かりやすく説明しよう。これは、一人の人間が坂道を健康という玉を押し上げている図である。人間が健康という玉を押し上げていくためには、まずはその人（個人）に力がなくてはならない。これが、「健康的なライフスタイルづくり」、具体的には健康に関する知識や技術を身につけて、実践することである。しかし、すべての人びとが同じ力をもっているわけではない。それゆえ、坂道を緩やかにすることによって、力のない人でも健康という玉を押し上げていくことができるようにする必要がある。これが「健康的な環境づくり」であり、具体的には障害者や高齢者に優しい道路づくり、タバコの自動販売機の撤去、きれいな空気・水の確保、フッ素の入った歯磨き剤、ストレスのない学校や職場そして家庭づくり等である。さらに言えば、これらの方法を位置付

図2　図解ヘルスプロモーション（島内憲夫、1987）

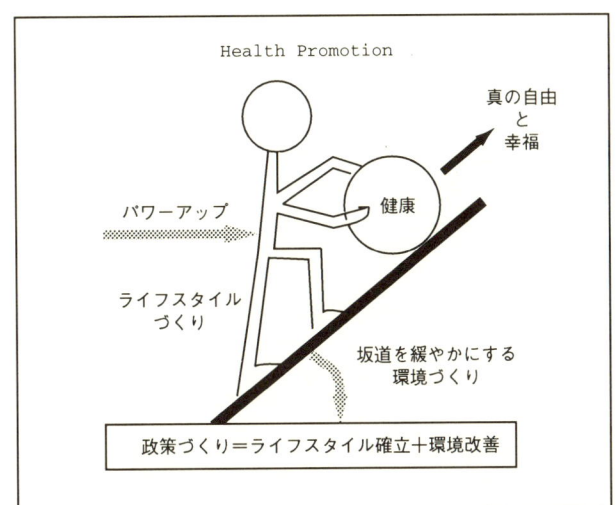

けた「健康的な政策を確立すること」がヘルスプロモーション活動の究極の証なのである。

　ともあれ、ここで「ヘルスプロモーションは、個人とコミュニティが健康の決定要素をコントロールすることを増大させ、それによって健康を改善することを可能にするプロセス」なのだということを確認しておこう。それは、健康促進のための方法や健康状態を変化させるための基礎的なニードを認識しようとする人びとのために統一された、新しい概念なのである。そして、それはまた、健康的な未来を創造させるために、人びとと環境とのあいだを調整する戦略や、個人の健康的選択を社会的責任に統合させる戦略を備えているのである。もちろん、ヘルスプロモーションの責任は個人、コミュニティ・グループ、保健・医療の専門家、保健・医療機関、そして関連するあらゆる機関と政府が分かち持っているということは言うまでもない。

3）日常生活の場でのヘルスプロモーション　ヘルスプロモーション展開の場の中でもっとも大きい場は、街のレベルである。街には、家庭、学校、そして職場が内包されている。そこで、これらの場におけるヘルスプロモーションの

実際について考えてみよう。

①家庭でのヘルスプロモーション

家庭でのヘルスプロモーションは、両親とくに母親を中心に展開されている。両親の保健行動のパターンは、意識的（しつけ）・無意識的（模倣）に子供に伝えられている。この伝達のプロセスをわれわれは「保健的社会化」と呼んでいる。保健的社会化とは、「人間が当該社会における保健知識、保健態度、保健行動の様式を獲得（内面化）してゆく過程」である。

母親は、小さな子供の世話、家族成員の病気やけがのケア、健康教育、高齢者の介護、食事、掃除、洗濯、買い物など様ざまな家族の生活上の出来事への対処・マネジメントを演じている。しかしながら、すべての母親がこれらの日常の出来事にうまく対処できるわけではない。それゆえ、場合によっては母親の肩代わりや、母親を支える父親や子供、祖父・祖母、さらには隣近所の人による強力なサポート・ネットワークが必要なのである。

ともあれ、家庭におけるヘルスプロモーションを成功に導くためには、まず母親と父親が良き「健康のモデル」であることは言うまでもないが、母親と父親のパートナーシップがうまく発揮できるようなサポート・ネットワークの確立も不可欠である。なぜなら、子供にとっての最高の健康教育者は母親・父親であるからである。

②学校でのヘルスプロモーション

学校は、いま「いじめ」「登校拒否」「過食・拒食」「骨折」「アトピー」「虫歯」「喫煙」「エイズ」など様ざまな健康をめぐる問題に直面している。これらの問題を克服するためには、従来の健康教育・学校保健の方法を越えた新しい方法が必要と思われる。考えられる1つとして「学校でのヘルスプロモーション」の展開方法を示してみよう。

学校でのヘルスプロモーションを展開するときには、次の3つの問題に注意しなければならない。1つは公式（表）のカリキュラムの問題、2つは、隠れた（裏）カリキュラムの問題、そして3つは学校、家庭、地域の連携の問題で

ある。

　まず、「公式（表）のカリキュラム」についてであるが、これは保健・体育、理科などの教科の中での健康教育や環境教育などである。そのポイントは「健康的なライフスタイルづくり」と「健康的な環境づくり」である。

　つぎに、「隠れた（裏）カリキュラム」であるが、これは先生自身の教室以外での日常の生活態度や行動である。例えば、教室で先生が児童・生徒に「禁煙教育＜皆さん、タバコは身体に悪いから吸ってはいけませんよ。吸い過ぎると肺ガンになりますよ。＞」をしていながら、職員室にもどれば「喫煙をしてしまう＜さあ、一服するか！＞」といった行動がそのよい例である。また、「健康な学校環境づくりを！」とスローガンを出しているにもかかわらず、学校の施設や校庭そして周りの環境がきれいでなく不衛生だったり、景観が良くなかったりする場合なども「隠れたカリキュラム」が機能していることの現れである。

　そして、学校、家庭、地域との連携であるが、公式には「学校保健委員会」があるので連携されていることになってはいるが、現実は定期健康診断や給食サービスなどが中心で、それも医師や栄養士そして養護の先生が中心となって実施されているだけで、児童・生徒や両親は受け身的である。もし本物のヘルスプロモーションを展開しようとするならば、教師、児童・生徒はもちろんのこと両親や地域の人びととを「学校保健委員会」に巻き込まなければならない。すべては、この巻き込みから始まるのである。この巻き込みの最高責任者は、校長である。なぜなら、児童・生徒、教員、事務職員を統括する責任とＰＴＡや地域、教育委員会との連絡調整の役割も校長が担っているからである。

　③**職場でのヘルスプロモーション**
　職場における持続的なストレスは、個人や組織の効率を徐々にむしばみ、病気、事故、不健康なライフスタイルへと労働者を導いている。また、経営者の方針や職場の規則、規定などは直接・間接に労働者の健康に影響を及ぼしている。このような現実を克服するために登場してきた、職場でのヘルスプロモーションのメリットは、いったいどこにあるのか。

それは職場が労働者にとって最も身近なところであり、かつ一日の多くをそこで過ごしているからである。また労働者をヘルスプロモーションの実践に組織的に巻き込むことができるからである。さらに、この活動の結果「欠勤率が下がり、治療費が減少し、労働者の働く意欲が増大するから」である。経営者・社長は、このメリットに気づけば、おのずと「ヘルスプロモーション・プログラム」の作成とその実行に意欲を示すであろう。

具体的には、現在のところ欧米では次のようなプログラムが展開されている。「喫煙コントロール」「ストレス・マネジメント」「運動・フィットネス」「ウエイト・コントロール」「栄養教育」「腰痛予防とケア」「血圧コントロール」「デンタル・ヘルス・サービス」「健康危険度評価」などである。これらのプログラムの中心に位置付けられている方法は「健康教育」であるが、講義形式のみならず参加型のセッションを行ったり、健康情報やお互いの情報交換としてニューズレターなどの発行をしているところも見られる。また、このようなプログラムと並行してアメリカでは「リスクファクター＜喫煙・肥満・高血圧など＞が望ましいレベルにまで低下した社員に金銭的なインセンティブ(報奨金)を与える」企業まで現れてきた。

いずれにしても、大切なことは、経営者が「労働者が健康であることは、生産性の向上に貢献する最も好ましい条件である」ということを認識することであろう。このような意味合いから、職場のヘルスプロモーションの最高の責任は経営者・社長にあるといえよう（労働者自身の責任は言うまでもない）。

（4）ヘルスプロモーションの実践
1）WHO：ヘルシィ・シティーズ・プロジェクト　ヘルシィ・シティーズ・プロジェクトは、「健康の領域にコミュニティを巻き込むこと」を推進する組織的なイノベーション（革新）の強化を、積極的に求める戦略の実践である[11]。このプロジェクトは1986年に始まったのであるが、その目的は、たんに死亡率と罹患率を下げることではなく、ヨーロッパの各都市に住んでいる人びとの健康とWell-beingを高めることであり、地域に基盤を置いたヘルスプロモーショ

表2　ヘルシー・シティーズ・プロジェクト（ヨーロッパ、アメリカ）

ヨーロッパの活動事例	
① 環境衛生・住宅改善・スポーツ＆レクリエーション・失業対策・健康教育〈学校・大学・地域社会〉	（リバプール：イギリス）
② 地域をベースとした予防活動〈含：貧困・失業〉	（ブレーメン：ドイツ）
③ 健康と生態とのバランス〈環境汚染：大気・水・騒音など〉経済開発と社会開発との相互利用〈住宅・産業・エネルギー〉	（ソフィア：ブルガリア）
④ アメニティー・大気汚染・交通騒音・社会生活改善・ガン予防の地域対策	（ストックホルム：スウェーデン）
⑤ よりよい健康情報の収集・活用・普及	（レンヌ：フランス）
⑥ 大気汚染・交通問題・廃棄物対策	（サンカルロ：イタリア）
アメリカの活動事例	
Health Cities Indiana (1988)「コミュニティー・リーダーシップ・ディベロプメント・アプローチ」アメリカでの最初のヘルスプロモーションの視点からの「まちづくり」	

（島内憲夫）

表3　ヘルシー・シティの特質

1. 質の高い，清潔で安全な物理的環境（住宅に質も含む）
2. 現状の安定と長期間維持可能なエコシステム
3. 強力で相互支援的で，しかも搾取することのないコミュニティ
4. 自らの生活，健康そしてWell-beingに関する決定への市民の高度な参加と調整
5. すべての市民の基本的ニーズ（食料，水，避難場所，収入，安全，労働）に関する集会
6. 広範囲な接触，相互作用そして交流のための機会をともなう広範囲な経済と資源へのアクセス
7. 多様で，活気があり，しかも斬新な市の経済
8. 過去，市民の文化的また生物学的遺産，および他のグループや個人との連結性の促進
9. 適合可能であり，しかも先行する特質を高めるような（市の）形態
10. すべての市民への適切な公衆衛生サービスと疾病養護サービスの最適なレベル
11. 高度な健康状態（高度な水準のポジティブ・ヘルスと低い疾病水準）

（WHOヨーロッパ地域事務局、アギス・D・ツーロス、1992）

ン活動(新しい公衆衛生活動)を全ヨーロッパに発展させることである。アメリカでもこのプロジェクトは、1988年よりインディアナを中心に展開されている(表2)。

ところで「ヘルシー・シティはいかなる特質を備えていなければならないのか?」それは、表3のような特質を備えていなければならない。

2)日本:健康文化都市構想—健康なまちづくり構想— 日本で公式にヘルシー・シティーズ・ムーブメントが始まったのは、1992年(平成4年)10月15日に東京で開催された「健康文化都市シンポジウム」(議長:高知県知事 橋本大二郎)からである。しかし、非公式には、日本における最初のヘルスプロモーションの視点からの「まちづくり」活動は、京都市での「健康を尺度としたまちづくり(健康都市京都)」宣言から始まったといえよう(1990年)。現在のところ、京都市(京都府)、都城市(宮崎県)、南国市(高知県)、福岡市(福岡県)、新発田市(新潟県)諏訪市(長野県)白井町(千葉県)などを中心に126の市町村が強力な「健康文化都市ネットワーク」を形成しつつある(図3)。

ここでヘルスプロモーションの考え方にそって「健康なまちづくり」の構想を論じてみよう(図4)。

①「健康なまち」とは、何か

健康なまちとは、地域住民一人ひとりが主体的に健康づくり活動に参加することによって、自らの健康の価値を学ぶと共に自己実現を達成できるような社会的基盤(インフラストラクチャー)を備えた地域社会のことである。

地域住民は、このような地域社会の中で健康づくりを楽しみ、その活動を通して生命の大切さを知り、生活の豊かさを味わい、人生の意義を学び、そして幸福を実感できるのである。

②健康なまちづくりの基本施策

健康なまちづくりの基本施策には、つぎのような内容が含まれていなければならない。

ⓐ地域住民の合意に基づく健康なまちづくり施策:地方自治体(都道府県、市町村)は、地域住民の合意が得られる健康なまちづくり施策—健康をあらゆ

第1部 ヘルスプロモーション入門 27

図3 健康文化都市指定市町村

	平成5年度	平成6年度	平成7年度	平成8年度	平成9年度	平成10年度
北海道	滝川市	岩見沢市 白老町	釧路市		豊浦町	(大滝村)
青森			三戸町		市浦村	
岩手	軽米町			大野村 陸前高田市	前沢町	胆沢町
宮城						
秋田					本吉町	
山形	村山市		小国町			
福島						
茨城			大洋村			
栃木				宇都宮市	大田原市	
群馬				草津町		鬼石町
埼玉	狭山市		吉川町	東松山市	加須市	嵐山町
千葉				茂原市、大原町	柏市	白井町
東京			小平市			(神津島村) (新島村)
神奈川			三浦市			
新潟	新発田市		入広瀬村	西山町	紫雲寺町	柏崎市	三和町
富山				朝日町		
石川	小松市			根上町、松任市 美川町		
福井		武生市		織田町		
山梨						
長野			諏訪市		高森町	佐久市
岐阜			山岡町	揖斐川町	池田町	金山町
静岡		袋井市		裾野市		(伊東市)
愛知				大府市	常滑市、美浜町	
三重				関町	伊勢市、紀宝町	
滋賀			愛東町			
京都	京都市				向日市 長岡京市	
大阪				太子町		堺市
兵庫		五色町				
奈良			當麻町			
和歌山						(白浜町)
鳥取				米子市		
島根		石見町	木次町	多伎町	出雲市	松江市
岡山		井原市	加茂川町	久米南町		
広島			世羅町		東野町	(蒲刈町)
山口						
徳島						
香川						三野町 大野原町
愛媛		今治市				
高知		南国市	檮原町	室戸市	三原村	高知市	安芸市
福岡		飯塚市	久山町	福岡市		玄海町
佐賀		鳥栖市				嬉野町
長崎			大島町 伊王島町		鹿町町 (郷ノ浦町)	
熊本			水俣市	植木町	芦北町	岡原村	熊本市、蘇陽町
大分					玖珠町 安心院町	米水津村
宮崎	都城市、延岡市				佐土原町	北浦町	
鹿児島						(上屋久町)
沖縄				北谷町、読谷村	平良市	
合計	18	20	16	23	21	22

( )は健康保養地

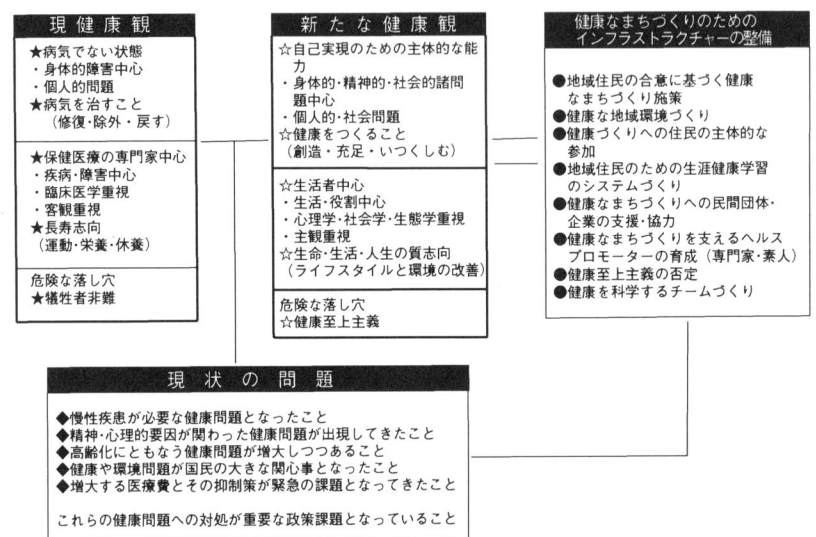

図4　健康なまちづくりのための要因関連図
ヘルスプロモーションの視点から。(島内憲夫)

る施策の基本に据えた施策—を策定しなければならない。また健康なまちの実現には、首長（市長・町長・村長）が中心となり、議会並びに関連部門が一体となって推進することが必要である。

ⓑ健康な地域環境づくり：地方自治体は、地域環境の整備・保全を、つねに健康を意識し、かつ地球環境を考慮した共生的な考え方—健康環境教育的発想—の基に展開しなければならない。われわれがいま意識しなければならないことは「人間に優しい環境づくり」と「環境に優しい人間づくり」である。

ⓒ健康づくりへの住民の主体的な参加：住民が主体性をもって地域組織を結成し、地域の健康ニーズを調査し、健康改善案を企画し、実施すること（アクション・リサーチ）が大切である。そのためには、行政自らが積極的に地域組織づくりや行政企画への住民参加を奨励すると共に、地域に貢献するボランティア活動とその育成を推進する必要がある。またそのさい、リーダーシップとメンバーシップ、専門家と素人のパートナーシップと男女のパートナーシップ、

そしてコミュニティ・インボルブメントが鍵である。

ⓓ地域住民のための生涯健康学習のシステムづくり：生涯健康学習の目的は、人びとが自らの健康をコントロールし、改善することによって人間としての真の自由と幸福を獲得するところにある。この目的の達成には、人びとが自ら必要とする健康学習を主体的に選択し展開しうる能力を身につけ、生涯の各時期に必要な健康学習を適切に行うことができるように、社会（家族・学校・職場・地域・マスメディア）が健康学習の機会を創り出さなければならない。

ⓔ健康なまちづくりへの民間団体・企業の支援・協力：地域の活性化、健康な環境づくりに民間活力は重要な要素である。とくに人びとが多く集まるデパートやスーパーマーケット、交通機関等の公共施設・機関は、健康情報の普及や健康づくり活動の拠点である。企業の経営者は従業員の健康はもとより、企業の生み出す商品、そして立地する地域の周囲の人びとの健康に対する責任を負っていることを自覚しなければならない。

ⓕ健康なまちづくりを支えるヘルスプロモーターの育成（専門家・素人）：ヘルスプロモーションの視点に立ち個人・家族の健康なライフスタイルづくりから、地域住民の組織的な活動の支援、そして健康な地域環境づくりへの貢献、そして健康な公共政策づくりのアセスメント能力を備えた専門家・素人の育成に取り組むことが何よりも大切である。優先すべきは、保健医療従事者の教育システム（大学・短大・専門学校等）及び再教育システム（卒後教育・研修等）の見直しと素人リーダーの育成システムづくりである。

ⓖ健康至上主義の否定：健康至上主義とは、「病気や障害がないことをよいとする」考え方、その結果「健康が、人生における究極の目的である」と考えるに至ってしまう考え方（狭い考え方）を表したものである。これは「健康は、生きる目的ではなく日常の生活の資源である」と主張するヘルスプロモーションの考え方（広い考え方）とは大きく異なる。地方自治体並びに地域住民は、この考え方を否定しなければならない。なぜなら、健康至上主義は、健康は他のすべての報酬や満足よりも重要であるという信念、あるいは価値を説明するために使われる言葉だからである。人間が、人生において究極的に目指さなけ

ればならないものは、「健康」ではなく「真の自由と幸福」である。健康は、あくまでもそのための資源・生活の源である。しかしながら、健康がすべての人びとがまず獲得しなければならない基本的人権であることには変わりはない。ヘルスプロモーションは、この基本的人権獲得への熱き世界的なムーブメントである。

　(h)健康を科学するチームづくり：生物医学的（ウイルス感染、血圧、血清コレステロールなど）、行動医学的（喫煙、飲酒、食事、運動習慣など）、社会文化的（生活・労働環境、保健医療制度、政治・経済、民族的規範・慣習など）に健康を検討できる学際的なチームを編成することによって、国内・国際間の健康の格差を解消し、人びとのヘルスプロモーションに寄与することが可能となる。キーワードは公正と社会的平等である。

　以上、ヘルスプロモーションの考え方に基づいた「健康なまちづくり」について述べてきたが、日本では、すでにこの種の活動は昭和53年（1987年）より厚生省を中心に「第一次国民健康づくり対策」[12]として展開されている。その内容は、第一に生涯を通じての健康づくり、第二に健康づくりの基盤整備、第三に健康づくりの啓蒙普及であった。また昭和63年から「第二次国民健康づくり対策」[13]「アクティブ80ヘルスプラン」のスローガンの基に展開している。これによって「健康づくり」の内容は、2次予防すなわち疾病の早期発見・早期治療のレベルを越えたが、きわめて医学的色彩の濃い疾病の発生予防・健康増進と言った一次予防のレベルに留まっている。それゆえ健康づくりの方法の中心は、個人の自助努力による適切な運動・栄養のバランス・休養を重視した生活習慣の改善に置かれることになったのである。これは、日本の医学とりわけ公衆衛生学が、レベル,H.R.とクラーク,E.G.[14]の病気予防の3段階の考え方に強く影響を受けていることの証明である。しかしながら現在においてはこの考え方は、限界点に達していると言わなければならない。

　この限界点を自覚し、まとめられた書物が桐木逸郎編著『地域健康づくり』（総合労働研究所、1986)[15]ではないかと思われる。

　それはつぎの表現の中に如実に表れている。「これまでの施策は、疾病の存

在という、ある意味ではネガティブな観点から取り組まれてきており、ややもすると疾病の恐怖に訴えた施策になりがちであった。しかしこれからの施策は、健康というポジティブな観点から取り組まれることも必要であり、身近で楽しい健康づくりを展開していく必要がある。」

さらに、筆者の知るかぎりこの種のテーマに対して論じた論稿の中で、最も新しく、かつ包括的な構想を提示しているのは馬場茂明博士であると思う。博士の構想「都市構想における健康創造戦略」は、世界的視野に立つ極めて創造的な内容を有している。そのすべてをここで論ずることはできないが、博士の信条が如実に表れている「結び」を記し、この節のまとめとしたい。

「"健康文化をコンセプトとしたまちづくり"は21世紀にむけての新しい健康施策の創造であり、また、地域活性化の起爆剤的インパクトを与えるものでありたい。また、住民一人一人の幸せを実感できる生活と環境をもたらすまちづくりが、永く継続できることを望みたい。行ってみたい、歩いてみたい、住んでみたい町、誇らしい町を作るのはわれわれ自身である。21世紀をめざす健康戦略は、テクノロジー、ビジネス、クオリティ・オブ・ライフと文化の統合であり、地球上のすべての健康を目標に、共生と調和の東洋論理の展開であり、実現であると考える。」[16]

2．健康とは何か

(1) 健康のモデル

現代医学・医療の限界は、健康を諸個人が彼らを包含する全環境に適応する過程であると考え直さざるを得ない状況を生起せしめている。

1）プリチャード、P。の健康の構成要素モデル　このような状況下において、健康を描写する場合、われわれはプリチャード,P.が主張しているような3つの主要な特徴を認識しなければならない。[17]

1つは、健康が人工的要因や自然的要因を含んだ社会的環境への適応のプロセスであること。

図5　健康の構成要素

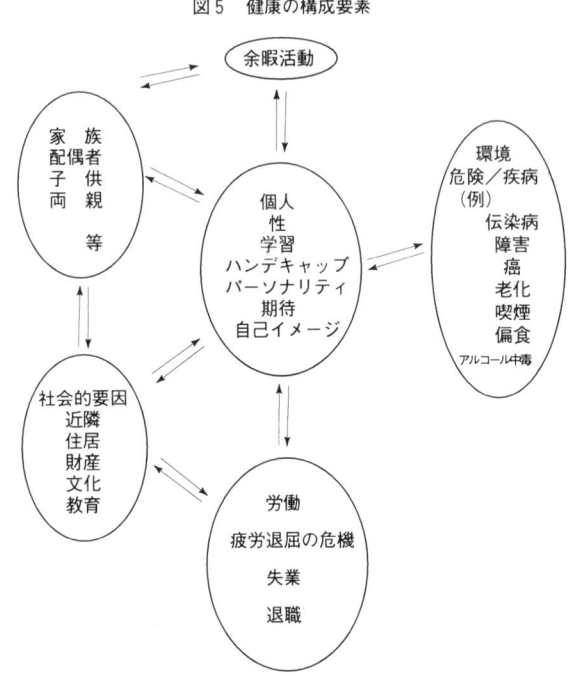

ブリチャード,P.　による（島内憲夫訳）

　2つは、健康の意味が人びとや文化の相違によって異なること。
　3つは、健康が刺激反応のたゆまぬ変化を伴うダイナミックなプロセスであること。
　また、健康は図5に示したように個人とその環境とのあいだの一連の複雑な相互作用とみなすことができよう。ここでは、健康を個人がこれらの諸環境と調和（harmony）している状態としてとらえ、逆に不調和（disharmony）の状態を病気としてとらえるのである。そこでの調和・不調和は、これらの諸環境が個人にとってストレスフル（stressful）であるか否かによって決定されよう。
　2）ハンコック,T.とパーキンス,F.の健康のマンダラ・モデル　ハンコック,T.とパーキンズ,F. は、健康は図6のような様ざまな要素の相互影響性によって成立していると述べている[18][19]。これは、健康を人間生態学、あるいはホリステ

図6　健康のマンダラ：人間生態モデル

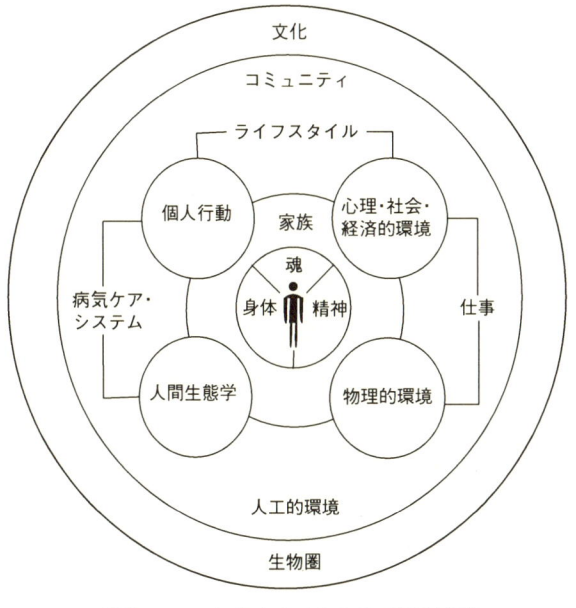

1985：ハンコック, T. & パーキンス, F.（島内憲夫訳）

イック（holistic）な視点から捉えることの必要性を訴えている。また身体的（Body）、精神的（Mind）に健康を捉えることだけでなく、魂・心霊的（Spirit）にも捉えなければならないことを訴えているのである。

3）島内憲夫の健康概念のモデル　WHOは「ヘルスプロモーションとは、人びとが自らの健康をコントロールし、改善することができるようにするプロセスである」[20]と定義している。この定義に見られる「自らの健康」とは、医師を中心とした保健医療の専門家が考えている医学的基準に基づいた「病気でない状態」を健康とする考え方とは大きく異なる。なぜなら一般の人びとにとって「健康」とは「日常生活がうまくいっていること、元気なこと、遊べること、仕事ができること、家庭円満なこと、幸せなこと、前向きに生きられること、人を愛することができることなど[21]」を表しているからである。この点は、社会学者のパーソンズ,T.によっても指摘されている。「健康とは、個人が社会

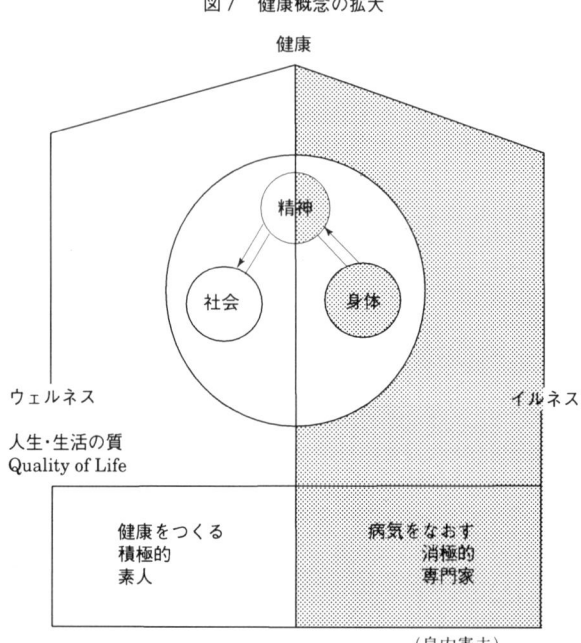

図7　健康概念の拡大

（島内憲夫）

化されるにつれて担う役割と、課業を効果的に遂行し得る能力の最適状態である[22]」と定義している。またウー,R.は健康を「幸福感」あるいは「人間の能力を最大限に発揮させるもの」と捉えている[23]。

　「なぜこのような健康に対する考え方が成立するのか」といえば、それは「人びとが長い人生のなかで生じる様ざまな出来事(とくに病気や死、そして幸福など)を体験することによって、健康について学習しているからである[24]」。健康をこのように捉えなおすことによって「病気をなおす」という考え方を改め「健康をつくる」という考え方へシフトすることができる。保健医療の専門家、とくに医師は健康を「病気でない状態」と考えるがゆえに、図7の右側に示したような「病気をなおす」ことに関心があるので、illness-oriented health educationが中心となるので結果的に「身体的次元の習慣」（たとえば運動・栄養・休養など）に責任を持つように説くのである。それゆえ焦点は、特定の病気、すなわち癌、心疾患、脳卒中、虫歯などにあり、アンバランスな食生活、

喫煙、高血圧、運動不足、塩・砂糖の摂取などのリスクファクターのコントロールが中心となるのである。

　しかし、人びとの健康に対する考え方にじっくりと耳を傾ければまったく新たな健康づくりの方法が浮かび上がってくる。それは保健医療の専門家がいままで気づかなかった、もちろん素人もきづかなかったのである（それは専門家の考え方に支配されていたので気がつかなかっただけで、素人の責任ではない……）が、「健康をつくる」ハッピーファクターを探すというまったく新しい方法なのである。それは運動や休養や禁煙そして適度な飲酒だけでなく、日常生活の全領域にかかわるまったく新しい習慣を必要としている。図7で言えば、左側のウェルネス・QOL（人生・生活の質）にかかわる部分である。ウェルネスへの志向は、心身ともに健康で、毎日をいきいきと人間らしく生きたいとする人びとの欲望の表れである。またQOLは、人びとのニーズが満たされていること、自由と幸福を達成するための機会を否定されないようにすること、といった個人の手段の認知の表れである。いずれにしても、これらの達成によってポジティブヘルス（積極的健康）が可能となるのである。ポジティブヘルスは、「病気でない状態」という消極的な健康の状態でなく、その状態を越えた積極的な健康の状態である。ポジティブヘルスの概念は、一般的に生活の質や人間の潜在能力と関係がある。すなわち、この概念には、自己実現の力や生活力そして創造力などといった人間の至高（最高レベル）の健康のための必要な「潜在能力」が含まれている。それゆえ、この概念は病気の予防や治療そして回復を目指した伝統的な医学概念では理解することができない健康の状態を表す概念なのである。このようなヘルスプロモーションの視点（健康をつくるという視点）からすれば、Wellness-oriented health education が浮かび上がってくる。そこでの焦点は、ウェルネス、QOL であるから、実行すべき行動は、よりよい生活（Good life)やヘルシーライフスタイル（Healthy lifestyle)を目指した行動である。たとえば、「セルフエスティーム（Self-esteem)を高めること」、「すばらしい友達づくり」、「家族の絆を強化する」、「地域組織活動への参加」、「正しいヘルスサービスの利用」などである。もちろん、医学的なリスクファク

ターへの配慮も忘れてはならないので、食生活、喫煙、運動などもチェック項目には含まれている。なぜなら「病気でない状態」も素人の健康観の1つの要素であることに変わりはないからである。要するに大切なことは、従来の狭い健康概念、すなわち「病気でない状態」を健康とする考え方を拡大して、とるべき行動の範囲を拡大しなければならない時代が到来したという認識である。この点を強烈に指摘しているのは、ミシュラー,E.G.である。ミシュラーは「健康と病気は生物学的事実であると同時に社会的事実である」とし、医学者が好んで使用する「生物医学モデル」の狭さを問題としている[25]。すなわち、このモデルが健康を解明する「ひとつ」のモデルにしか過ぎないのに、このモデルを多用する医学者が「健康」を解明する「そのもの」であると限定してしまうことの恐ろしさについて警告を発し、「生物医学モデル」を越えることの大切さを強く訴えているのである。この点は、デュボス,R.も「健康という幻想」[26]の中で述べていることであるが、筆者もこの考え方に賛同するものの一人である。すなわち、健康は「生物医学モデル」を越えて「社会生態学モデル」によって解明されなければならないのである。

（2）主観的健康観の意味

　人びとは、自らの健康について日常生活の中で考察している。それは極めて非科学的で素人的な考え方に基づいた考察である。さらにその考え方は、人それぞれに異なり多様な様相を呈している。

　ここに人びとの健康の考え方（健康観）を概観することによって、その本質に迫ってみよう。

　人びとの健康観に関心を示し、その実証を目指した研究者がいる。それは表4のような研究者である。いまから彼らの考え方を説明しよう。

　ヘルツリヒ,C.[27]のフランスの中流階層の人びとの健康観の調査によると、人びとの健康観は次の3つのパターンに分かれている。1つは、たんに病気のないこと。2つは、気質や体質によって決定された予備力。3つは、積極的なWell-beingあるいは均衡の状態である。

表4　素人の健康観（健康とは何か）

1973	Herzlich, C.	中流階層の人びとの健康観（フランス）
1978	島内憲夫	ホワイトカラーの親と子供（中学生）の健康観（日本）
1982	Pill, R. &Stott, N.C.H.	子供を持つ若い女性労働者の健康観（イギリス）
1982	Blaxter, M. and Paterson, E.	女性労働者の健康観の二世代比較（イギリス）
1983	Williams, R.G.A	老人の健康観（イギリス）
1984	D'Houtard, A. and Field, M.G.	社会経済階層からみた人びとの健康観（フランス）
1985	Blaxter, M.	医療機関にかかっている患者の健康観（イギリス）
1987	Calnan, M.	社会経済階層からみた女性の健康観（イギリス）
1990	Blaxter, M.	健康とライフスタイルに関する全国調査（イギリス）

表5　家族地位別、健康とは何か（％）

項目 家族地位	1 幸福	2 心身共に健やか	3 仕事ができる生きがいにつながるもの	4 健康を意識しないこと	5 病気でない状態	6 快食・快眠・快便	7 身体が丈夫で元気でよく調子がよい状態	8 家庭円満（快適な生活）	9 規則正しい生活	10 わからない	合計（N）
1. 父親	10.0	15.0	23.0	7.0	7.0	8.0	5.0	−	−	25.0	100.0(100)
2. 母親	18.0	13.0	10.0	3.0	4.0	9.0	8.0	15.0	−	20.0	100.0(100)
3. 男児	−	8.3	1.9	−	50.2	3.8	19.2	−	1.9	19.2	100.0(52)
4. 女児	6.3	4.2	4.2	−	58.2	2.1	8.3	−	2.1	14.5	100.0(48)
計	10.3	10.7	12.0	3.3	21.6	6.7	9.0	5.0	0.7	20.7	100.0(300)

　島内憲夫[28]のホワイトカラーの親と子供を対象にした調査によると表5のような結果が得られている。

　その後、ピル,R.とストット,N.C.H.[29]、ブラックスター,M.とパターソン,E.[30]、ウイリアムス,R.G.A.[31]などの人びとの健康観の調査によって、次のことが明らかにされた。

　「健康は消極的には＜病気のない状態＞として定義できるが、機能的には＜日常生活に対処する能力＞、また積極的には＜フィットネスやWell-being＞として定義することができる。」

　さらに社会階層との関係で健康観を分析したドゥタール,A.やフィールド,M.G.[32]の調査によると、中流階層は積極的で情緒的な表現で健康を捉え、労働者階層は消極的で手段的な表現で健康を捉えていることがうかがえる。

ここで、ブラックスター[33]と島内憲夫[34]の健康観の調査に従って、人びとの健康観の多様性を「人びと自身の言葉」によってまとめてみよう。

ブラックスターは表6、島内憲夫は表7のように分類している。

こうしてみると、健康観はイギリスにおいても日本においても多様であることが理解されると共に、文化を越えてある種の共通性を見いだすことが可能である。

さらに島内憲夫とブラックスターは、健康観はライフコースの中で変化して行くことを明らかにしている。

ここで島内憲夫[35]の考えに従って、健康観のライフサイクルをみてみよう。

表6　人びとの健康観（イギリス）

わからない
病気でない状態
病気であるにもかかわらず健康
予備力としての健康
健康的な生活ができること
身体的なフィットネス
元気なこと
人間関係がうまくいっていること
日常の稼業・課題ができること
心理社会的に良好な状態

表7　人びとの健康観（日本）

①わからない
②幸福なこと
③心身ともに健やかなこと
④仕事ができること
⑤生きがいの条件
⑥健康を意識しないこと
⑦病気でないこと
⑧快食・快便・快眠
⑨身体が丈夫で元気がよく調子がよいこと
⑩心も身体も人間関係もうまくいっていること
⑪家庭円満であること
⑫規則正しい生活ができること
⑬長生きできること
⑭人を愛することができること
⑮前向きに生きられること

ライフサイクルの視点から人びとの健康観をみると、図8のように幼児期から少年期までは「病気でないこと」や「快食・快便・快眠」といった生理的健康観が主流であるが、青年期にはそれに「心身共に健やかなこと」や「幸福なこと」そして「人を愛することができること」といった心理的健康観が加わり、成人期には「心理的健康観」は横ばいとなるが、新たに「人間関係もうまくいっていること」や「仕事ができること」そして「家庭円満であること」といった社会的健康観が加わり、最後の老年期になると「社会的健康観」は低下し、「生理的健康観」や「心理的健康観」が再び主流を占めるようになる。

このように一般の人びとは、その成長とともにWHOの主張する健康の考え方に—身体的・精神的・社会的に良好な状態—に徐々に近づいていくのであ

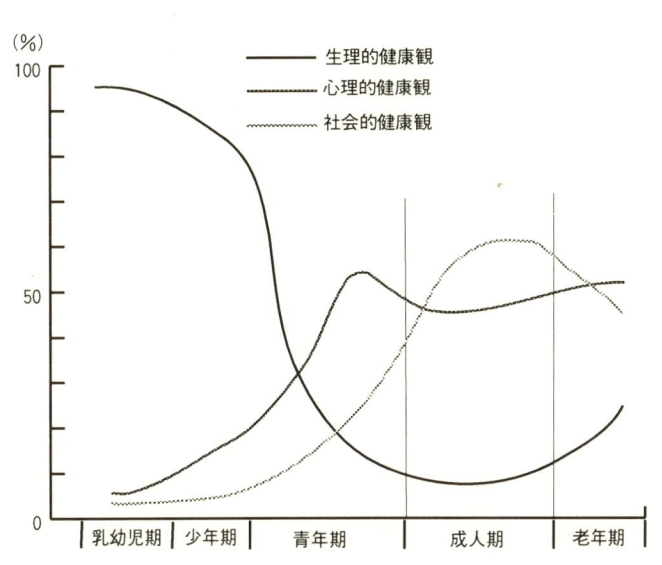

図8　一般の人びと（素人）の健康観のライフサイクルモデル

る。これは、人びとが長い人生の中で生じる様ざまな生活上のできごと（とくに死や病気、幸福なできごとなど）によって、学習した結果からそのような健康観を持つに至るのであろう。逆に言えば、健康の持つ本来的な意味は、人生における生活体験を積み重ねない限り理解することはできないということである。さらに言えば、健康観は基本的には年齢に応じて変化（年齢的効果）していくのであるが、ある一定の年齢（とくに青年期や成人期）においては、その時代の影響（歴史・社会的効果）を直接的に受けることによって変化していくのである。

3．保健行動とは何か

(1) 素朴な疑問

「ひとつの臓器が病んだとき、その影響が全身に、心に、そして人間関係や日常生活に及ばない人がいるだろうか。」そのような人はいない。とすれば、

次のように「病気」を解釈することができるのではないか。
　「病気とは、人間の生物学的存在を原因としているのみならず、人間の営み、すなわち『生活』を離れては起こりえないひとつの社会的現象である」[36]。このように病気と生活は密接な関係にある。

（2）保健行動の意味
1）保健行動の定義　保健行動とは、人間が自らの健康を保持・増進しようとする、少なくとも死を早めないようにし、病気を予防し、健康を増進しようとする行動である[37]。それは実際の健康状態がどうであれ、自らの健康の保持・増進のために行うあらゆる行動で、客観的に見てそれが効果のある場合もあるし、ない場合もある。

2）悪い癖を持つ人　人びとの中には、次のような悪い癖を持つ人がいる[38]。
　①病気で倒れるまで何の予防策もとらない人
　②自覚症状があっても無理して働き続ける人
　③病気とわかっても治療を求めない人びと
　④通院しているが適切な治療法を守らない人びと
　⑤少し生活を工夫すれば発病を防げるのに工夫しない人びと
　⑥もう少し自分自身を知ったら、病気と生活障害の悪循環を避けられるのに、自分自身を知ろうとしない人びと

　このような悪い癖は、医学的な方法では治すことはできない。極めて行動科学的な方法を必要としている。
　ポイントは、病気を起こし得るさまざまな癖の存在に気づき、それを軽減、修正し自らの脆弱性を改善して行くことである。

3）保健欲求　マスロー,A.H.[39]は、われわれの欲求は①生理的欲求、②安全を求める欲求、③所属と愛の欲求、④承認や自尊の欲求、⑤自己実現欲求の5つに分類することができるとし、またそれは「ひとつの階層を形成しているとし、より基本的なより低い階層の欲求が満たされないと、その欲求が最も優勢な欲求として私たちを支配するので、日常の行動はこの欲求を満たすべく行動する

ことになる、としている。しかし、その欲求がある程度満たされると、その欲求は潜在化し、ひとつ上の階層の欲求が優勢となり、今度はその欲求を満たすべく行動を行う。そしてその欲求がある程度満たされると、その欲求も潜在化し、さらに次の階層の欲求が顕在化する。このように、ちょうど階段を登るように下の欲求が満たされると順次、上の欲求階層へと欲求が発展していくという。つまり、人間は、現在の欲求が満たされるとそれで満足というわけではなく、次から次へと新しいより高次の欲求が生じ、それに基づいて行動するという無限の可能性をもっている、というのである」(図9)。そして最終的には

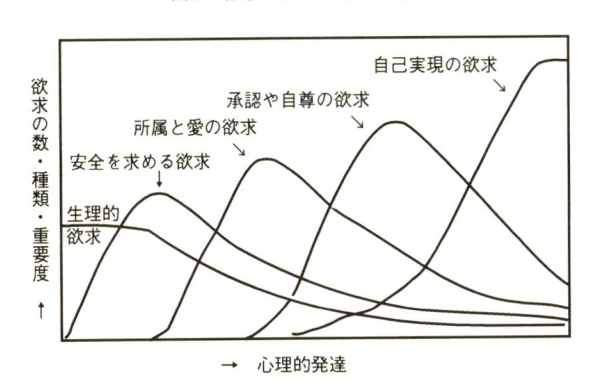

図9 欲求の強さと心理的発達

「マスローは、この自己実現欲求は限りなく無限に向上し、人はこの自己実現欲求によって行動するのが最も人間的であるとしている。」

宗像恒次は、生・死・健康・病気との関連で、つぎのような4つの欲求のレベルを考案している[40]。

①死の恐怖から逃れたい、②病気やその恐れによる犠牲から逃れたい、③症状の辛さや苦しさから逃れたい、④より安全で健康に生きたい。

人びとは、いま述べたような欲求につき動かされながら保健行動を展開しているのである。

(3) 保健行動のモデル

1) 保健信念モデル (Health belief model) 保健信念モデルは、ローゼンス

トック,J.M.[41]によって開発された。このモデルは、特定の保健行動を人びとに動機づける2つの基本的な信念から説明しようとする。1つは、脆弱性（vulnerability）であり、2つは重大性（seriousness）である。

前者の例を示そう。「他の人と異なって、自分は喫煙するとさまざまな自覚症状（喉が痛い、胃の調子が悪くなる、鼻の調子も悪くなるなど）がひどく、他の人より粘膜が弱そうだ。それゆえ、人は喫煙しても、病気にならないかもしれないが、自分は喫煙により病気になりやすそうだと思うことが、禁煙行動の動機を高める。」といったことが考えられよう。

次に後者の例を示そう。「タバコを喫うことによって、肺ガン等になると、致死率は高いし、残された家族の生活は大変なことになると思う人は、喫煙結果の重大さを感じ（Perceived seriousness）、禁煙への動機が高まり、禁煙行動への準備状態ができる。[42]」というものである。

2）保健感覚モデル（Health sense model）　このモデルは、宗像恒次[43]によって編み出されたもので、自覚症状に対する感情判断を主としたモデル（感情的要素中心）である。

保健感覚は、①大きく健康問題の存在を感知する手がかりとしての感覚（感知感覚）と、②その健康問題の解決に必要とされる行動自体の好みとしての感覚（行動感覚）に分かれる。

前者の例を示そう。人びとは、日常生活の中で「起床時疲れが残る」「食欲がない」「イライラする」「頭痛がする」など体の不快感や不安感を感じるときがある。これらは、すべて体からの危険信号である。これらの感知感覚に敏感に対処することによって、人びとは健康な行動をとることができる。

次に後者の例をみてみよう。人びとの中には「塩辛いものを食べないと食べた気がしない人」、「タバコを喫わないと落ち着かない人」、「いつも何か忙しくしていないと落ち着かない人」がいる。これらの人びとは、減塩、喫煙制限、休養などの保健行動をとるさいに、違和感、不快感、不充足感などの感情をもちやすい。そして心理的負担が強くなり、行動を続けることが困難になる。その結果、「好きなことができなければ死んだ方がましだ！」といった極端なこ

とを主張するようになる。その理由は、保健行動の必要性は分かっている（頭だけの理解）ので保健信念を変えることはできる。しかし感覚がついていかないから保健行動をとることができないのである。

3）**保健規範モデル（Health norm model）** このモデルは、筆者（島内憲夫）[44][45]が「保健的社会化 Health socialization」の概念を提示したときに始まる。「保健的社会化とは、人びとが当該社会における保健知識、保健態度、保健行動の様式を獲得（内面化）してゆく過程である。」すなわち、人びとはライフコース（人生行路）の中で生じる生・死・健康・病気や幸福・不幸の体験などを通して保健知識・保健態度そして保健行動の様式を内面化している。この内面化は、自分の周りの人びと、すなわち家族（とくに母）、学校（教師・友人など）、職場（上司・同僚など）、保健医療機関（医師・看護婦・歯科医師・歯科衛生士など）、保健所（医師・保健婦・栄養士など）との関係によって可能となるものである。それゆえ、このモデルは、とくに保健的に社会化してゆく人びと（担い手）の関係性（教育力・指導力・影響力など）に依存している（図10）。

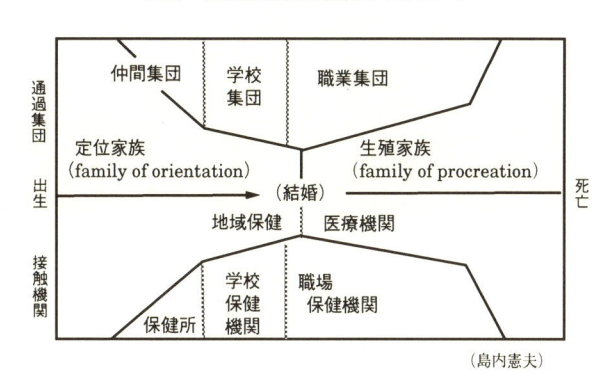

図10　保健的社会化の過程とその担い手

（島内憲夫）

（4）保健行動のシーソー・モデル

宗像恒次[46]は、保健行動は「保健行動動機」、「保健行動負担」、「家族・職場・近隣などの社会的支援」そして「本人の生き方や自己管理への態度」の相互作用によって決定されることを図11のような「保健行動シーソーモデル」を

図11 保健行動シーソーモデル

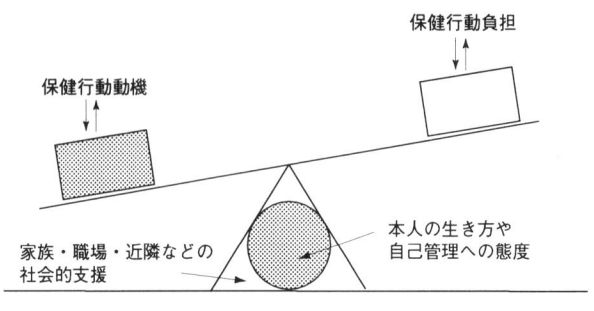

（宗像恒次）

用いて明らかにしている。シーソーが左へ偏った傾斜をもてばもつほど保健行動は実行されるとしている。

（5）望ましい保健行動の促進法

望ましい保健行動を促進させるための5つの方法（形成、教示、実演－模倣、ガイディング・フェーディング、結合）[47][48]について述べてみよう。

その第1は、保健行動の形成である。これは、一生涯続く過程（保健的社会化の過程）において保健行動の主体性を育てることである。すなわち、人びとが本質的にもっている可能性を十分に引き出し、誰（素人）でもできる保健行動を見い出してもらい、それを出発点として順次に高次のレベルにもっていくことである。

第2は、保健行動の教示である。これは、人びとが保健活動の場の中で保健医療の専門家とフェイス・トウ・フェイス（face to face）の関係において、具体的な健康情報の交換を行うことによって達成されよう。その道具は、書かれているものであったり、話であったり、また身ぶりであったりする。

第3は、保健行動の実演－模倣である。人びとは、保健医療の専門家の行動をまねることによって、その行動を習得し、成長していくのである。それは、ちょうど子供が母親のまねをすることによって育っていくのによく似ている。例えば、手洗い・はみがき・睡眠・休養・栄養などに関する日常的でかつ習慣

的なものから保健医療施設の利用の仕方、各種の保健活動（企画・実施・評価）への参加・参画行動といった広範囲のものである。

第4は、保健行動のガイディング（guiding）とフェーディング（fading）である。これは、人びとが行う保健行動を支えたり、その支えを取り除いたりすることによって保健行動を強化することである。例えば、子供が小さいときは母親が歯磨きを手取り足取り教えるが、成長するに従って子供が自分で歯磨きをするように母親がその援助を取り止めるといったことである。

第5は、保健行動の結合である。これは、人びとの日常生活の場（家庭・職場・学校など）や、ボランティアなどとともに活動している場における自らの保健行動（虫の目の行動）が、すべて関係しているということを人びとに自覚してもらうこと（鳥の目をもつこと）によって、その関係をより強固なものにすることである。すなわち、保健行動における主体形成の動きが、個人レベルのセルフ・ケアだけでなく、地域で集団的に行われる保健活動と結合することによって、人びとが相互にどのような関係を結び直し、どのように人びと自身の健康と福祉に働きかけていっているのか、といったことの関係を重視しているのである。

（6）保健行動をめぐるその他のモデル

以上、様々な保健行動のモデルを説明してきたが、その他のモデル・理論の中から重要と思われるものを紹介しておこう。

1）社会的学習理論（Social learning theory）　社会的学習理論は、バンデュラ,A.[49]によって提唱されたものである。これは、人びとの行動は「他者との社会関係や経験を通して、他者との関係における行動様式や態度が形成されたりする」という考えに基づくものである。バンデュラは、行動は期待と動機によって決定されると信じていた。

まず期待であるが、それは次の3つに分かれる。

①環境への気づきへの期待（出来事がいかに関係しているか、何が何を導くのかといった信念）

②結果への期待(いかなる個人の行動が結果に影響するのかについての意見)

③効果への期待(自己への効果：結果を導くために必要な行動をどの程度うまくできるのかについての期待)

つぎに、動機について説明しよう。ここでいう「動機とは、特別の目的あるいは結果についての価値」である。結果は、健康状態、他者への同一化、あるいは経済的利益などである。

このように、個人は、現在のライフスタイルが健康や生活を脅かしている(環境への気づきへの期待)と気づけば、現在のライフスタイルを変更しようとする(動機)し、また変更することによって健康や生活に効果がある(結果への期待)と気づけば、新しい健康行動を試みようとする(効果への期待)のである。

バンデュラの編み出した自己への効果。自己効力感(Self-efficacy)という概念は、健康教育やヘルスプロモーションの計画や研究において有効性が増大してきている。

2) 場の理論・変化の3段階(Field theory)　レビン,K.[50]は、個人の示す行動は、個人と環境との関数関係として表示し得るもので、それらが相互に関係している一つの場の構造を生活空間と考え、そこで展開する社会的な力動関係を明らかにしようとしたのである。ここで、とくに健康教育にとって不可欠な「変化の3段階」について簡単に説明しよう。新しい変化は、現在とは異なる水準に到達したというだけでは意味がない。問題は、新しい水準の永続性、あるいは望ましい期間のあいだその水準が存続することが大切である。

このような考え方に立ち、レビンは次のような変化のための3段階を設定したのである。

①溶解：これは、現在の行動・生活水準を溶解することであり、換言すれば現在の行動・生活水準からの解放を意味するのである。

②移動：新しい行動・生活水準に移動・移行することである。

③凍結：新しい行動・生活水準を凍結・固着させることである。

しかしながら、溶解・移動・凍結の過程は、きわめて慎重にかつ冷静に実行

されなければならないと思われる。なぜなら、現在の行動・生活水準を「溶解する」ということは、さまざまな派生的な問題を生み出す危険性があるからである。そのためには溶解・移動のプロセスにおいて、人びとの情緒的な動揺をうまく生かし、新しい行動・生活水準に人びとを導かなければならない。また凍結という問題に際しても、新しい社会的な力と場を、つねに安定の方向に仕向けなければならない。

3）認知的不協和理論（Cognitive dissonance theory）フェスティンガー,L.[51]が、認知活動の特徴として体系化した理論である。認知（知識）要素間に矛盾した関係（認知的不協和音）が生じると、それを解消し協和的関係をつくり出すように行動や態度変化が起こるというものである。例えば、喫煙者は、自己の喫煙行為の認知と、煙草肺ガン説を否定するといったことである。

要するに、フェスティンガーは、「人間は自分自身と他者の態度や行動とのズレを調整したり、緊張状態や不協和を取り除くような態度や行動をとることによって心の安定を図ろうとするのだ」と主張しているのである。

4）イノベーション普及モデル（The diffusion of innovation model）　このモデルは、ロジャーズ,E.M.[52]によって開発されたものである。要約すると、人間は、気付き（awareness）、興味（interest）、試行（trial）、決定（decision）そして実行（adoption）といった5つの段階を経て新しい態度や行動を形成するというものである。また、新しい態度や行動が人びとに普及してゆくプロセスにおいて、5つの異なるグループが関与していることを明らかにした。それは、①最初の採用者（革新者グループ：innovators）②早期の採用者（新しがりや：early adopters）、③前期の慎重者（初期の多数派：early majority）、④後期の慎重者（末期の多数派：late majority）、⑤取り残され者（遅滞者：laggards）（図12）。

5）ソーシャル・マーケチング・モデル（Social marketing model）　コットラー,P.[53]によれば、ソーシャル・マーケチングは、目標とする集団のニーズの充足や行動変容を望む計画や実施に役立つひとつのシステマチックなアプローチである。この考えに基づく健康を促進するためのアイディアは、人びとの健

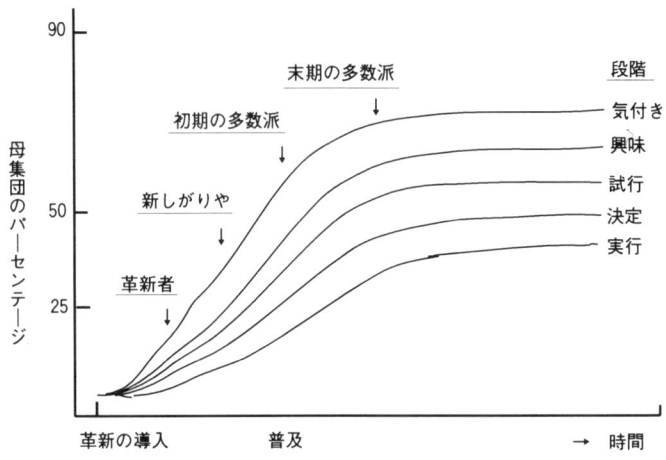

図12 革新の普及— 4つの集団のための実行の5段階

母集団のパーセンテージ（縦軸：25, 50, 90）

段階
- 気付き
- 興味
- 試行
- 決定
- 実行

革新者 → 新しがりや → 初期の多数派 → 末期の多数派

革新の導入　　普及　　　　　　　　　　　→ 時間

このモデルはメッセージが母集団の他の群へどのように広がるかを示し、時間とともに異なる効果を及ぼすことを示している。
(Green et al. 1980 改訂)

康行動を理解するために大いに役立つ。理解というよりも、健康行動を誘導するといった方が適切かもしれない。そのために、このモデルは、人びとのニーズや認識、準拠集団の好み、目標とする人びとの行動パターンを深く理解しようとするのである。そうすることによって、ひとつの健康を促進するためのアイディアを効率的で、かつ最大限に生かすことができるようなものにまで高めることが可能となるのである。

6）セルフ・ケア不足モデル（Self-care deficit model）オレム,D.E.[54]は、人びとは、保健行動の実践のための基礎的な知識や技術を本来持っているものであると考え、人びとが保健行動を一貫して実践できないのは、それをやろうとする動機が足りないことやセルフ・ケア能力を全面的に発揮していないからだと考えたのである。オレムは、セルフ・ケアを「人間が自分の生命・健康・安寧の維持増進を図るために、自ら実践して行なう活動の実践、つまり自分自身の健康管理のために医療専門職からの最小限の援助のもとに行なう意図的、かつ継続的な自己ケアである」と定義している。

4．保健医療サービスの利用モデル

　保健医療サービスは、病人を健康な人に戻すためのひとつの社会的コントロールとしてのメカニズムをもっている。しかしながら、保健医療の専門家は、多くの人びとが保健医療サービスの提供者の注意によってそのサービスを求めるのではなく、人びと自身が病気であるとか、不安であるとかいったような気づきから求めているという事実にあまり気づいていない。われわれは、次のような点を考慮すべきであろう。保健医療サービスの利用は、「ヘルス・ニーズ」、ついで性や年齢といった生物的要因、結婚状況や教育程度そして家族構成といった社会的要因、態度、価値、信念といった心理的要因を含む「個人の諸特性要因」、そして時間・距離・金銭といった「接近可能性要因」の相互作用によって影響を受ける（図13）。[55]

　また人びとは、保健医療サービスの評価を①近づきやすさ、②サービスの程度、③病気の種類、④現在抱えている問題との関連によって行うことが明らか

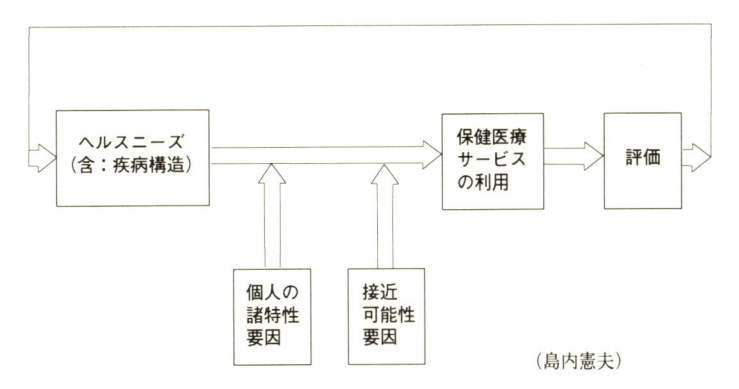

図13　保健医療サービスの利用モデル

```
  ┌─────────────────────────────────────────────┐
  │                                             │
  ▼                                             │
┌─────────┐      ┌─────────┐      ┌─────┐
│ヘルスニーズ│ ───▶│保健医療  │ ───▶│評価 │ ──▶
│(含：疾病構造)│    │サービス  │      │     │
└─────────┘      │の利用    │      └─────┘
    ▲    ▲        └─────────┘
    │    │
┌───────┐ ┌───────┐
│個人の │ │接近   │
│諸特性 │ │可能性 │
│要因   │ │要因   │
└───────┘ └───────┘
```

（島内憲夫）

にされている。病院・診療所・保健所・保健センターなどの保健医療サービスの利用とその評価は、いま説明したようなメカニズムによって生じているのである。

5．ヘルスプロモーションの計画と評価モデル

　ヘルスプロモーションの視点に立ったヘルシー・シティーズ・プロジェクトや健康文化都市構想は「評価」の大切さを意識してはいるものの、具体的な「評価方法」を明確にしないまま展開されている。いわば、海図も羅針盤ももたいなまま大海原に漂っている船のようなものである。そこで、その効果や成果の評価方法について検討してみよう。

　ヘルスプロモーションの理論家・実践家に使われているいくつかのモデルの中で最も注目を集めているのはグリーンのPRECEDE-PROCEED（MIDORI）モデルである。[56] このモデルの紹介はすでに神馬・岩永等によってされているので、ここでは扱わない。ここでは、まだ日本に紹介されていないオーストラリアのシドニー大学のナットビーム教授の考え方を紹介したい。彼は、シドニー大学に移籍するまではウエールズ医科大学大学院の教授であった。専攻は教育学と社会学である。このウエールズ医科大学大学院こそ世界初のヘルスプロモーションコースを設置した大学院なのである。

　ともあれ、彼とハリス,Eの「THEORY in a NUTSHELL─A practitioner's guide to commonly used theories and models in health promotion」に基づき彼らの考え方を紹介したい。[57]

　ヘルスプロモーションの計画と実践そして評価がうまく進展しない理由として以下のようなことを挙げている。
（1）科学的訓練の欠如：科学的な証拠を最大限に活用する方法を知らない。
（2）認識・責任の欠如：コミュニティにおいて健康問題を明確にしたり、健康問題の改善に取り組んだりすることをにあまり重要性を置いていない。
（3）ヘルスプロモーションの実践家の欠如：ヘルスプロモーションの理論や研究についてよく理解して実践できる専門職がいない。

　ナットビームは、まず理論的な問題として、次のようなことを提起している。
＊健康に影響する要因は様々である。例えば「運動」が健康に良いとされてい

るが、どのような理由によって、運動をする人々と運動をしない人々に分かれるのであろうか。

＊「健康行動（運動、バランスのよい食事、禁煙など）」と「知識や信念そして社会的な規範」などとの関係はいかなるものか。

＊人びとを健康行動に導く時間や場所そして状況はいったいいかなるものか。

ヘルスプロモーション理論の基礎は、行動科学や社会科学である。すなわち、心理学、社会学、マネジメント、マーケッチングなどである。理由は、人びとの健康は、医学的な方法よりも行動科学や社会科学の方法によってより有効に支えることが明らかになってきたからである。それゆえ、ヘルスプロモーションは、人びとの行動の改善だけでなく社会の組織化にも関心を置いているのである。

ここで、ナットビームの考案した「ヘルスプロモーションの計画と評価のサイクル」モデルを示し、われわれがいま考え実行しなければならないことについて指摘をしておこう。（図14）

図14　ヘルスプロモーションの計画と評価のサイクル

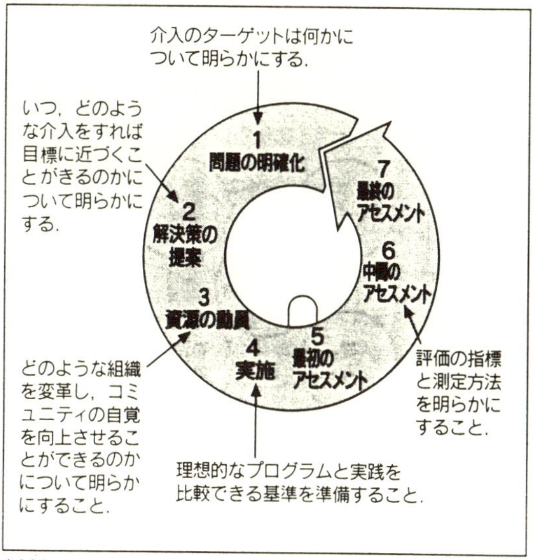

(1997: ナットビーム, D, 島内憲夫 訳)

１．問題の明確化：介入のターゲットは何かについて明らかにする。
「①疫学的・人口学的分析　②コミュニティー．ニーズ、優先度　③行動的・社会的分析　(a)準備因子（知識、態度、行動）　(b)実現可能因子（スキル、資源、障害）　(c)強化因子（家族、友人、専門家などのソーシャルサポート）」
２．解決策の提案：いつ、どのような変化をすれば介入のターゲットに近づくことができるのかについて明らかにする。「①理論　②過去の介入プログラム　③実践家からのアドバイス」が重要である。
３．資源の動員：いかに組織を変革し、コミュニティの自覚を向上することができるのかについて明らかにする。「①プログラム実施のための人、金、道具　②組織化　③政治的レベルに高める」ことが大切である。
４．実施：実践と理想的なプログラムとの比較ができる基準が備わっている。
「①教育：個人や集団を巻き込むことが重要。　②促進：コミュニティの自主的なグループ活動とコミュニティ以外のヘルスワーカーの活動が鍵。　③唱道：個人やコミュニティに代わって唱道することによって健康の決定因をコントロールすることが大切。」
５．効果のアセスメント：評価で使える結果と測定方法（健康識字、公共政策＜教育、住宅、雇用など＞）を明らかにする。
「①健康識字：ライフスタイルづくりに関係した知識や方法をどこでどうやって手に入れるか。　②社会的動員：社会的規範を高めソーシャルサポートを強化する。　③健康的な公共政策と組織的実践を促す。」ことが大切である。
６．中間の成果のアセスメント：評価で使える結果と測定方法（健康的なライフスタイル、ヘルスサービス、健康的な環境など）を明らかにする。
７．結果のアセスメント：評価で使える結果と測定方法（QOL、死亡率、罹患率など）を明らかにする。

　このモデルは、ヘルスプロモーションプログラムの計画、評価そして維持の中で生じる全ての疑問に答えられない。意志決定者は、先に述べたようなスムースなサイクルに決して従わない。ヘルスプロモーションに従事する多くの人びとは彼らが完全な世界のために完全なプログラムの構想を練るための質問項

目のある一枚の用紙で始まるのではない。ヘルスプロモーションを始める多くの人びとは、学校や職場、あるいは地理的に限定された地域のような場所（Settings）で働くのである。しかしながら、この場所に注目するよりも、しばしば、人びとは薬物、アルコール依存、喫煙、交通事故、循環器疾患のようなあらかじめ予測のできる問題の解決に注目しがちである。

エピローグ～健康と愛の源泉を求めて～

「健康は、いったいどこでつくられているのであろうか？」この疑問に私なりの解答をしてみよう。

(1) 生・死・健康・病気のドラマは語る～家族の愛！～

われわれは、みな人生という舞台に登場し、生から死に至る中でさまざまなドラマの主役・脇役を演じる。その中で死のドラマの主役を演じるのは、たった一度だけであり、それは瞬間のうちに終わる。そしてそのドラマの幕開けはいつやって来るのか誰にもわからない。それは、運命のいたずらによって、ある日突然やって来る。しかしながら、われわれはその日を手をこまねいて、じっと待つのではなく、死のドラマをも自らの成長の機会とするために、「今日一日を美しく真剣に生きなければならない。」

さらに、われわれは生から死に至るドラマの主役だけでなく、健康と病気に関するドラマの主役・脇役をも日常的に演じなければならない。健康は「仕事ができることであり、家庭円満なことであり、幸福なことであり、前向きに生きることであり、人を愛することができることであり」、そしてそれは健全な人生観によって成り立つものである。一方、病気は「それらを妨げるもの」である。

ところで、生・死・健康・病気のドラマは、人生という舞台の中のひとつのセットとして位置付けられている（図15）。

さらにこれらのドラマは、その内容を「知る」だけではなく「感じる」こと

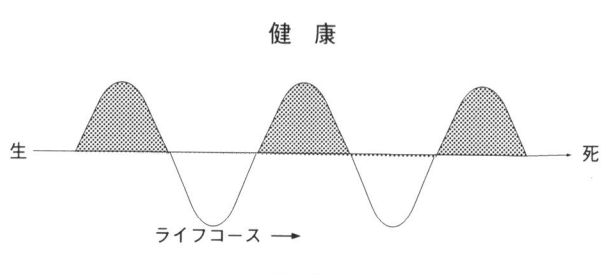

図15　生・死・健康・病気の相互関連図

健　康

生 ――――――――――――――――――― 死

ライフコース →

病　気　　　（島内憲夫）

ができて初めて意義深いものになる。これを「感じる」ことができる人間となるためには、家族からすばらしい「愛」を受け取っていなければならない。なぜなら、「愛」をいっぱい注がれた人間のみが、その「愛」を「感じる」ことができるからである。それは子供が母親や父親の配慮・おもいやりを受けることによって初めて、人間的な「愛」を「感じる」ことができることを考えれば理解されよう。

　要するに、健康は「愛」を与えられることによって初めて獲得することが可能となるのである。その「愛」は家族成員の日常的な配慮・おもいやりという具体的な行為を通して獲得されるものである。逆に言えば、この行為こそが家族の健康を基礎的に支えているのである。しかし、残念ながらこの行為だけでは、人びとの健康は獲得することはできない。その点をつぎに考察してみよう。

　健康とは、生命を維持し存続させると共に、生活や人生の質（QOL）を高めていくという自己実現のための主体的な能力・状態である。（島内憲夫）

　愛するとは、愛する人と共に「今」を生きていることの喜びを共感し、未来を生きる力を生み出す主体的な行為である。（島内憲夫）

愛は、われわれに共に「いる・ある」ことの価値とマナーを自覚させてくれる。(島内憲夫)

(2) 健康なまちづくりの鍵〜地域の人びとの愛！〜

　健康なまちとは、地域住民一人ひとりが主体的に健康づくり活動に参加することによって、自らの健康の価値を学ぶと共に、自己実現を達成できるような社会的基盤を備えた地域社会のことである。地域住民はこのような地域社会の中で健康づくりを楽しみ、その活動を通して生命の大切さを知り、生活の豊かさを味わい、人生の意義を学び、そして幸福を実感できるのである。(島内憲夫)

「私は、……である。(主体性)」「私の大切な人は、……である。(関係性)」この2つの質問のなかに健康獲得の鍵、すなわち健康なまちづくり理解の鍵が隠されている。人びとと保健医療従事者は、共に「私は、地域住民である」と答えられるのか。人びとは「私の大切な人は、保健医療従事者・地域の人びとである。」保健医療従事者は「私の大切な人は、患者・地域の人びとである」と答えられるのか。多くの人びとと保健医療従事者にとって「私は、父であり、母であり、夫であり、妻であり、子供であり、サラリーマンであり、保健医療従事者……なのである。」そして「大切な人は、家族、親族、そして友人・同僚……などである。」
　このように、人びとと保健医療従事者は共に「私は地域住民である」。人びとは「私の大切な人は、保健医療従事者・地域の人びとである」、保健医療従事者は「私の大切な人は、患者・地域の人びとである」とは答えないのである。なぜなら、人びとと保健医療従事者は共に、病気や悩みを抱えたとき以外は、日常的にはお互いを必要としていないし、「地域住民」としての意識も極めて

希薄だからである。

すべては、この2つの質問に対する答えの気づきから始まると言っても過言ではない。なぜなら、健康なまちづくりは家族・親族関係・友人関係を超えた「地域社会」の問題であり、地域のすべての人びとの参加によってのみ可能だからである。

(3) Think globally,Act locally! ～地球サイズの愛！～

「Think globally,Act locally! ～地球サイズの愛をもって、今できることから始めよう！～」このスローガンを心に刻み、世界中のすべての人びとが草の根の健康獲得の運動をあらゆる地域社会で展開すれば、21世紀には地球上のすべての「まち」に「健康な泉」が出現し、さらにそこからあふれ出る命の水によって美しい「健康文化」の花がいたるところに咲くことであろう。[58]

＜引用文献＞

(1)WHO:Ottawa Charter for Health promotion,1986.（島内憲夫：ヘルスプロモーション―WHO：オタワ憲章―：垣内出版、1990.）

(2)WHO:The First Ten Years of the World health Organization,WHO. Geneva,1985.

(3)WHO:Primary Health Care Report of the International Conference on Primary Health Care,Alma-Ata,U.S.S.R.,Geneva,1978.

(4)Kickbusch,I.:Involvement in Health―A Social Concept of Health Education―,International Journal of Health Education,Vol.24 No.4,1981.

(5)Kickbusch,I.:Lifestyles and Health―An Introduction ―,
European Monographs in Health Education Research No.5,1983.

(6)Kickbusch,I.:Health Promotion ―the move towards a new public health―,WHO Regional Office for Europe,Copenhagen,1984.

(7)WHO:Ottawa Charter for Health promotion,1986.

(8)WHO:Health Promotion―A Discussion Document on the Concept and Principles―,WHO Regional Office for Europe,Copenhagen,1984.

(9)WHO:Ottawa Charter for Health promotion,1986.

(10)WHO:Ottawa Charter for Health promotion,1986.

(11)Kickbusch,I.:A Strategy for Health Promotion,WHO Regional Office for Europe,Copenhagen,

1990.（島内憲夫訳：ヘルスプロモーション―戦略・活動・研究政策―,11、垣内出版、1992より引用）
(12)厚生統計協会編：国民衛生の動向・厚生の指標―臨時増刊号,38(9),88-89,1991。
(13)厚生統計協会編：前掲書。
(14)Leavell,H.R. and Clark,E.G.:Preventive medicine for the doctor his community—A epidemiologic approach,McGraw-Hill Company,1958.
(15)桐木逸郎編：地域健康づくり、総合労働研究所、1986。
(16)馬場茂明：都市構想における健康創造戦略、ウエルネスムーブメント,No.323,16,1993。
(17)Prichard,P.:Manual of Primary Health Care ,Its Nature and Organization,7-10,Oxford University Press,1978.
(18)Hancock,T.and Perkins,F.:The mandala of health,Health Education 24(1),8-10,1985.
(19)Hancock,T.:Promoting health environmentally,Dean,K. and Hancock,T.,Supportive environments for health,WHO Regional office for Eurrope,3-21,1992.
(20)WHO:Ottawa Charter for Health promotion,1986.
(21)島内憲夫：生涯健康学習の構想、島内憲夫編：「健康」ライフワーク論―生涯健康学習のすすめ―,10-11,垣内出版,1991。
(22)Parsons,T.:Definitions of health and illness in the right of American values and social structure,Jaco,E.G.(ed.):Patients,physicians and illness,177,The Free Press,1972.
(23)ウー,R.（岡堂哲雄監訳）：病気と患者の行動,100,医歯薬出版、1975。
(24)島内憲夫：生涯健康学習の構想、島内憲夫編：「健康」ライフワーク論―生涯健康学習のすすめ―,10-11,垣内出版,1991。
(25)Mishler,E.G.,et al.:Social contexts health,illness,and Patient care,CambridgeUniversity Press,1981. （尾崎新、三宅由子、丸井英二訳：医学モデルを越えて―医療へのメッセージ―、星和書店、1-2、1988。)
(26)Dubos,R.:Mirage of health ―Utopias progress and biological change―,Harper and Row Publishers,1959.（田多井吉之介訳：健康という幻想、紀伊國屋書店、1971。)
(27)Herzlich,C.:Health and illness―a social psychologic analysis,Academic Press,1973.
(28)島内憲夫：家族の保健と福祉―生活構造論的アプローチ―、保健医療社会学研究会編：保健・医療と福祉の統合をめざして、271-301、垣内出版1980。
(29)Pill,R.M. and Stott,N.C.H.:Concept of illness causation and responsibility―some preliminary data from a sample of working class mothers,Social Science and Medicine 16,43-52,1982.
(30)Blaxter,M.and Paterson,E.:Mothers and daughter―a three generational study of health attitudes and behaviour, Heineman Educational Books,1982.

(31)Williams,R,G.A.:Concepts of health—an analysis of lay logic,Sociology 17,185-204,1983.
(32)D'Houtard,A. and Field,M.G.:The image of health —variations in perception by social class in a French population, Sociology of Health and Illness 6,30-60,1984.
(33)Blaxter,M.:Health and Lifestyles,A Tavistock/Routledge Publication,13-14,1990.
(34)島内憲夫（研究代表）：庄和町健康づくりのあり方に関する調査研究—健康なまちづくりをめざして—、調査研究報告書、26-31,1993.
(35)島内憲夫：生涯健康学習の構想、島内憲夫編：「健康」ライフワーク論—生涯健康学習のすすめ—,10-11,垣内出版,1991.
(36)島内憲夫：家族の保健と福祉—生活構造論的アプローチ—、保健医療社会学研究会編：保健・医療と福祉の統合をめざして,271-301垣内出版,1980.
(37)島内憲夫：保健社会学の理論構成、若狭衛・小山修・島内憲夫編：保健社会学—理論と現実—,17,垣内出版,1991.
(38)宗像恒次：保健行動論の必要、看護技術,Vol.29,No14,13,1983.
(39)Maslow,A.H.:A theory of human motivation,Phychological Review 50, 370-396,1943.（齋藤勇編：人間関係の心理学,117,誠信書房,1983.）
(40)宗像恒次：保健行動論のモデル、看護技術,Vol.29,No.14,21,1983.
(41)Rosenstock,J.M.:The health belief model and preventive health behavior ,Health Education Monographs 2,354-386,1974.
(42)宗像恒次：行動科学からみた健康と病気,113,メヂカルフレンド社,1990.
(43)宗像恒次：行動科学からみた健康と病気,115-122,メヂカルフレンド社,1990.
(44)島内憲夫：家族周期と健康管理、森岡清美編：現代家族のライフサイクル、91-125,培風館,1983.
(45)島内憲夫：保健社会学の理論構成、若狭衛・小山修・島内憲夫編：保健社会学—理論と現実—、11-45、垣内出版、1991.
(46)宗像恒次：保健行動論のモデル、看護技術、Vol.29、No.14、21、1983.
(47)Michael,D.LeBow:Behavior Modification,a significant method in nursing practice,Prentice-Hall,Inc.,1973.（大久保幸郎訳：患者行動の変容、97-123、医歯薬出版、1975.）
(48)島内憲夫・丸地信弘・中島紀恵子・松田正己：保健活動における住民の主体的参加、丸地信弘編：保健活動＜見直し＞の理論と実際—「活動の場」の提案—、156-157、医学書院、1981。
(49)Bandura,A.:Social learning theory,Prentice-Hall,1977.
(50)レビン,K.（猪股左登留訳）：社会科学における場の理論、誠信書房、1979.
(51)フェスティンガー,L.（末永俊郎訳）：認知的不協和理論、誠信書房、1965.

(52)Rogers,E.M.:Diffusion of innovations(3rd ed),The Free Press,1983. E.M.ロジャーズ（青地慎一・宇野善康監訳）『イノベーション普及学』産能大学出版部、1990.
(53)Kotler,P.:Marketing for nonprofit organizations,Prentice-Hall,Inc.,1975.
(54)オレム，D.E.（小野寺社紀訳）：オレム看護論―看護実践における基本概念―、医学書院、1980。
(55) Kohn,R. and White,K.L.：Health Care ― A International Study―<Report of the WHO/International Collaborative Study of Medical Care Utilization>,Oxford University Press,PP10-23,1976.
(56)Green,L.W. and Kreuter,M.W.:Health Promotion Planning,An Educational and Environmental Approach, Mayfield Publishing Company,1991.（神馬征峰、岩永俊博他訳：ヘルスプロモーション―PRECEDE-PROCEEDモデルによる活動の展開―、医学書院、1997。）
(57)Nutbeam D. and Harris E.:THEORY in a NUTSHELL―A practitioner's guide to commonly used theories and models in health promotion
(58)島内憲夫：ヘルスプロモーションとは何か―その基本概念と今日の健康戦略における意義―、歯科衛生士、Vol.19,No.9、14-18、1994.

〜コーヒー・ブレイク〜

ヘルスプロモーション入門から学ぶ

助友裕子

　この小論は、私が大学院生時代に島内先生から学んだ「ヘルスプロモーション」に関する覚書です。それゆえ、細かい引用はしていません。先生のお考えを忠実に再現したものと理解してください。

1．プロローグ

　「健康とは何か」の問いに代表されるように、健康に対する見方・考え方を見直そうとするヘルスプロモーションの動きは、1946年に採択された「世界保健機関憲章」における前文「健康の定義」に立ち返ることを強調したもので、「健康のルネッサンス」と呼ばれるに相応しい歴史的な出来事であった。これをきっかけに今日のヘルスプロモーション（以下HP）があるといっても過言ではないだろう。1978年にはアルマ・アタ宣言において地域に住む個人にあまねく受け入れられる基本的ヘルスケア、すなわちプライマリ・ヘルス・ケア（以下PHC）の重要性がうたわれたが、ここではまだ専門家主導型で発展途上国向けのものであった。そこで、初めて人びとが主役になった戦略がHPだったのである。HPが提唱された1986年当時は先進国むけのものとして位置づけられていたが、現在ではPHC・HP共に発展途上国・先進国の両国にとって必須の健康戦略（Health for All）である。

このような世界の歴史的な流れをみても分かるように、世界有数の先進国である我が国において、ヘルスプロモーションを理解し実践することは大変意義のあることのように思われる。

2．日本に入ってきたヘルスプロモーションの流れ

　HPが様々な領域で混同されやすいのは、単にその概念が幅広い性質をもっているからのみでなく、健康に対する考え方が身体的なミクロなものから社会的なマクロなものへと次第に拡大していったからである。そしてその流れ通りに日本にHPの概念が入りこんできた。

　1960年代にアメリカから、医学的な発想のHPが入ってきた。これは、レベル＆クラークによって提唱された一次予防、二次予防、三次予防の中の一次予防に焦点があてられており、現在でいう身体的健康教育が基本のHPであった。

　1970年代にはカナダから、ラロンドによって提唱された健康を支える4つの条件、①ヘルスケア、②ライフスタイル、③環境、④遺伝、の中の「②ライフスタイルと③環境」を意識したHPが入ってきた。このラロンドレポート以来、環境をどう変えるかに注目が集まるので、個人のライフスタイルに着目したアメリカ型HPとは対照的である。

　1980年代には、WHOヨーロッパ地域事務局からキックブッシュらによって提唱されたHP（オタワ憲章）が島内によって日本に輸入されてきた。これが今日の日本におけるHPムーブメントのきっかけになったと言っても過言ではない。なぜならば、地域づくり型保健活動で知られる岩永、0次予防で知られる星、MIDORI理論で知られる藤内らもこの島内が輸入したHPに賛同したのが始まりだったからである。

　1990年代には、再びアメリカからグリーンによって創られたプリシード・プロシードモデルが健康教育の展開のためのHPとして入ってきた（吉田によって輸入；藤内によってMIDORI理論となる）。ここではパーティシパトリー・アクション・リサーチ（参加型行動研究）の重要性が説かれ、参加・企画・立

案・調査を住民も一緒に行なうことの必要性が指摘された。

本論においては1980年代にWHOヨーロッパ事務局から日本に入ってきたHPについて述べる。

3．HPの定義・目的・活動方法

HPとは「人びとが自らの健康をコントロールし,改善することができるようにするプロセス」であると定義され、その究極の目標は「すべての人びとがあらゆる生活舞台－労働・学習・余暇そして愛の場－で健康を享受することのできる、公正な社会の創造」にある。そしてその活動は「①健康的な公共政策づくり、②健康を支援する環境づくり、③地域活動の強化、④個人技術の開発、⑤ヘルスサービスの方向転換」にまで及んでいる。

では実際、HPでは何をしたらよいのか。その意味合いは、オタワ憲章では3つのプロセス、「①唱道、②能力の付与、③調停」で表現されている。①唱道は、いわゆる辻説法である。「健康」に関心があるのは、せいぜいわれわれ保健医療の専門家ぐらいであり、生活者である人びとは別のことに関心を持っている。ゆえに彼らに代わって代弁するとともに、彼らに語りかけないと始まらない。「健康は価値あるものなのだ！」ということを。②能力の付与は、いわゆる健康教育である。日本人は、健康の識字が低いのではないかと思われる。なぜならば、平日のスーパーを見れば分かる。お昼に放送される"みのもんた"さんの番組で紹介された商品が飛ぶように売れる。へたをすると人びとが様ざまな健康情報におどらされる可能性がある。それゆえ、正しい健康に関する知識を人びとに伝えていく必要がある。③調停は、健康問題が保健医療の方法のみでは解決できないため、ほかの分野の協力を必要としていることに気づくことである。「保健・医療・福祉の統合」や「インフォームド・コンセント」は、生活者にとっては当たり前であって、今や保健医療の専門家も生活者の側に立ったニーズに気づくべきである。そのためには、全生活的な問題を内包した分野間の協力が必要なのである。

このことに関しては、すでに学生時代から分野間をこえたネットワークづくりをしている動きがある。「インター・カレッジ・ヘルス・プロモーション・セミナー（略称：ICHPS、事務局：順天堂大学健康社会学研究室）」は、毎年夏に開催されている学生主体のセミナーで、健康問題についてのシンポジウムやグループディスカッションを行うほか、3日間寝食を共にすることによって表面上だけでは解決できない心のネットワークづくりをめざすものである。医学部・看護学部だけでなく法学部・経済学部・工学部・教育学部・文学部・芸術学部等幅広い学部の学生が集まっており、さらには社会に出てからもICHPSのOG・OB会を発足して交流を深めている。

＜健康のマンダラモデル＞

　病を否定し長寿をめざす西洋医学をベースとした現代医療の限界から、WHOは東洋医学の発想を取り込んだ「マンダラ健康」を基本においた21世紀の健康戦略に取組み始めた。これは、1985年にハンコックとパーキンスが言い始めたもので『科学としての健康』が応えきれていないところを包み込む、豊かな温もりのある『文化としての健康』を切望する人びとの希求の現れであったと言える。現に島内らの30余年にわたる素人の健康観に関する研究では人びとが身体的・精神的・社会的健康を「自らの健康」として定義していることが明らかになっているが、ここ数年においてはさらに「幸せなこと」、「人を愛することができること」、「前向きに生きられること」を自らの健康と定義する者が急増している。それゆえにWHOの健康の定義の中に「スピリチュアル」が新たに追加されることはこの現象を全く的確に捉えていると言えるのである。ヘルスプロモーションの定義の中にある「自らの健康」とは、ホリスティックなものを指しているのである。さらに言えば、人びとの定義する「自らの健康」は人びとのココロの中にある、つまり「マンダラ健康」は、私たちの魂がコミュニティ、文化、生物圏（自然環境）にとどまらず宇宙の中に抱かれているということまでをも示唆しているのである。

4．HPの実践ーヘルシー・シティー・プロジェクト(WHO)健康文化都市構想(日本)ー

　「病気になったらどこに行くの？」と聞けば、たいていの人は「病院」と答えるだろう。逆に「元気な時どこに行くの？」と聞けば、人びとは様々な回答をする。ある人は旅行と答えるし、ある人はカラオケ、公園、海、山…といったように。行きたいと思ったところがヘルシーであれば人びとは健康になれる。別名「癒しの場」とも言う（写真家テラウチマサト）。このようにしてまちが健康であれば、という発想にもとづいてうちだされたのがWHOにおけるヘルシー・シティー・プロジェクトであり、日本における健康文化都市構想であるといえる。これはセッティング・フォー・ヘルスー健康を支える場所はどこにあるーの考え方に基づいている。具体的には「自分の住んでいるまちで落ち着くところは？オアシスは？」と聞けば市民には答えられるのである。「車椅子でも花見ができるような…」というと障害児者・高齢者等のケア・支援をしている一部の人には身近な興味のあるテーマであるが、まちの中でそのような問題をかかえることなく生活している多くの人びとにとっては、身近でもなく興味のないテーマなのである。このようにHPは、病気や障害を持っている人はもちろんのこと、それ以外の8〜9割の一般の人びとも対象なのである。この人びとを考慮した政策こそが、今求められている。

　それゆえ、ヘルシー・シティー・プロジェクトは、単に死亡率や罹患率を下げることを目的にはしていないのである。市民のヘルシー・シティー・プロジェクトへの参画・参加を願うならば、われわれは健康概念の拡大を意識しなければならないのである。

5．日常生活の場におけるHP

　地域におけるHPは、岩永の「地域づくり型保健活動」が代表的であるが、HPは、地域だけではなくあらゆる生活の場において適用される理論である。学校については文部省で平成10年度よりHPの考え方が採用され、従来の運動・栄養・休養型の教育を中心としたものから幅広い健康観について学習する

形へと変化している。ここでの最高責任者は学校長である。また、職場でのHPは健康政策の対象からはずされがちな企業人へのアプローチとして有効である。最高責任者は経営者である社長である。アメリカでは、たばこを吸わなかったらボーナスアップといった"きび団子方式"をとっている企業もあるほどである。日本での適用は困難であるかもしれないが、ここで重要なのは、遊び感覚で健康づくりをし自分達で実践しているという意識をもつことなのである。

WHOの掲げているスローガン「Think globally、Act locally！」の意味を、今あらためて考え直す時期にきているのではないだろうか。PHCは住民の主体的参加をうたいつつも、どちらかといえば専門家主導型である。HPの実践においては、PHCの反省を踏まえて生活者中心の活動に変えていくべきである。われわれ々は、そういった生活者たちの活動の環境整備をするべきである。なぜならば、「あらゆる生活舞台」で健康を享受することがHPの究極目標だからである。

エピローグ

島内先生が講義の中で語られている「ヘルスプロモーション」の考え方にそって私なりの解釈でヘルスプロモーションについて論述してきた。

私は、ヘルスプロモーションを学ぶプロセスで私の内面から生じてくる強烈なエネルギを感じた。これが、島内先生がいつも言われている「ハッピー・ファクター」に出会ったからなのだと思った。（ヘルスプロモーションの主眼は、病気のリスク・ファクターを探すのではなくて、健康を創るハッピー・ファクターを探すことにある。）

最後に、最近の先生の口癖と私の信条を記して終わりたい。
「ヘルスプロモーションという翼に夢をのせて、未来空を舞う！」（島内憲夫）
「ていねいに生きる」助友裕子

第 2 部

すけっち&しまっちの健康なまちづくり講座
―愛と夢と勇気を育む健康なまちづくり―

島内憲夫・助友裕子

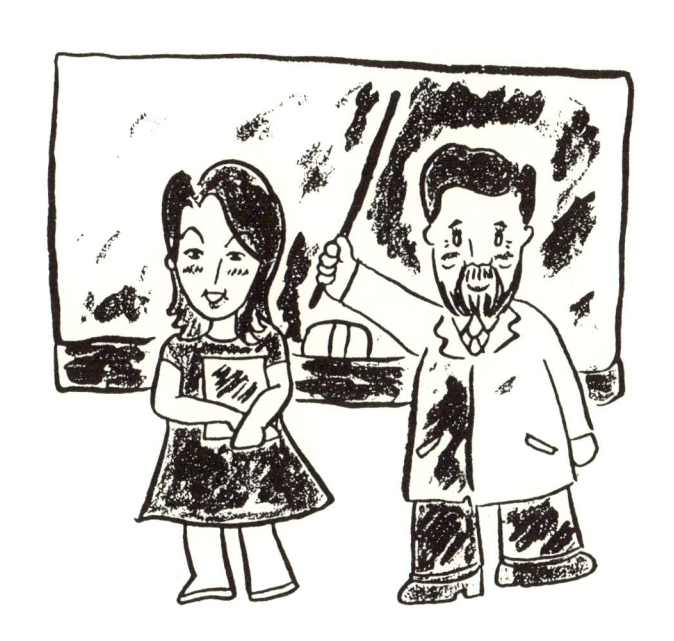

すけっち&しまっちの健康なまちづくり講座
－愛と夢と勇気を育む健康なまちづくり－

順天堂大学スポーツ健康科学部健康社会学研究室
島内憲夫・助友裕子

す・けっ・ち（助友）　＆　し・まっ・ち（島内）
「す」べての人の　　　　「し」あわせな
「け」んこうは、　　　　「ま」ちづくりは、
「ち」いさな愛から始まる。　「ち」かくの人との交流から始まる。

＊自分・自分たちの翼に夢を乗せて！

はじめに―出逢いの瞬間こそ愛のすべて！―
（1）私は、・・・である。（主体性：アイデンティティ）
（2）私の大切な人は、・・・である。（関係性：ソーシャルネットワーク）
（3）自分らしさを生み出す5つの決定事項
　　　①誰の子どもになるか　②誰と親友になるか　③誰を恩師とするか
　　　④誰と結婚するか。　　⑤誰と働くか
（4）自分らしく生きるために必要なこと
　　　＊自分をありのままに受け入れ、これからの人生を喜んで受け入れること。
　　　＊大切なことは、自分で答えを出すこと。

1.「す」べての人の
Health for All！（すべての人に健康を！）
＊ヘルスプロモーションとは、人びとが自らの健康をコントロールし、改善することができるようにするプロセスである。（WHO:オタワ憲章）

2.「け」んこうは
（1）健康とは何か
①幸福なこと　②心身共に健やかなこと　③仕事ができること　④生きがいの源　⑤健康を意識しないこと　⑥病気でないこと　⑦快食・快眠・快便　⑧身体が丈夫で元気がよく調子がよいこと　⑨心も身体も人間関係もうまくいっていること　⑩家庭円満であること　⑪規則正しい生活ができること　⑫長生きできること　⑬人を愛することができること　⑭何事にも前向きに生きられること　⑮わからない

（2）健康づくりの方法
　　＊ブレスロー博士の7つの健康維持習慣
　　①毎日7-8時間の睡眠をとる　　②朝食を欠かさない
　　③間食をしない　　　　　　　　④適切な体重を保つ
　　⑤規則的に運動をする　　　　　⑥過度の飲酒をしない
　　⑦タバコは吸わない　　　　　　プラス（すばらしい人間関係）

3.「ち」いさな愛から始まる
　　＊助友家のある日の出来事：おじいちゃんが食べた湯豆腐！
　　　（日常生活の中にこそ健康への近道がある！）

4.「し」あわせな
　　＊幸せは、自らつかむものであって、待っていてもやってこない。

＊幸せを感じる時？

5．「ま」ちづくりは、
（1）健康なまちとは
　健康なまちとは、地域住民一人ひとりが主体的に健康づくり活動に参加することによって自らの健康の価値を学ぶと共に自己実現を達成できるような社会的基盤を備えた地域社会のことである。地域住民は、このような地域社会の中で健康づくりを楽しみ、その活動を通して生命の大切さを知り、生活の豊かさを味わい、人生の意義を学び、そして幸福を実感できるのである。（島内憲夫）

（2）人びとのココロを育てること
　まちづくりにはお金もいる。技術もいる。チエもいる組織や制度も必要である。しかし、・・・まちに住むすべての人びとが、まちを愛し、自分の役割を果たさなければ、「良いまち」はできない。まちづくりは人づくり、・・・人づくりは人びとのココロを育てることである。まちの美しさ、なごやかさ、たのしさなどココロをもった人びとである。
　まちを愛する人びとの美しい心（ココロ）がなければ、見かけ上の「まちづくり」に終わってしまう。（田村　明：まちづくりの発想、岩波新書、１９８７．）

6．「ち」かくの人との交流から始まる。
　　＊コミュニティの再生が鍵！

おわりに—健康の聖地はどこに？—
　＊健康の聖地は、一人ひとりの「心の中」にある。
　Think globally!, Act locally!：地球サイズの愛をもって、いまできることから始めよう！

＜参考図書＞
1）島内憲夫著：ヘルスプロモーション入門、垣内出版,1996.
2）島内憲夫編著：健康ライフワーク論―生涯健康学習のすすめ―、垣内出版,1989
3）アシュトン・キックブッシュ（島内憲夫他訳）：ヘルシーシティーズ
　　―新しい公衆衛生をめざして―、垣内出版,1995.
4）島内憲夫：家族の保健機能、（望月・本村編：現代家族の福祉）、培風館,1986.
5）島内憲夫・助友裕子：健康社会学講義ノート、垣内出版,2000.

はじめに　出逢いの瞬間こそ愛のすべて：しまっち

　みなさんこんにちは、初めまして。私、生まれは四国の高知ですので寒い所は大の苦手なんですけれども、この時期であればすごく過ごしやすくて…、先週初めて、十和田湖と奥入瀬に行ったんですが、感動しました。なぜ感動したかというと、私、世界中・日本中を回ってるんですが、いつも自然と出会った時には、自分が自分から自然に対して語りかけるっていう感じが多かったんですが、青森の十和田湖と奥入瀬に行った時に、なんと自然が身近に感じて、「自然が自分に語りかけてくる！」っていうのを感じたんです。今、WHOが健康の定義を変えようとしていますが、これを「魂」「心霊」というのか「Spritual」というか…、本当にお世辞ではなくて、いろいろ回ってみて、すごくいい場所にいま私はいるなあということで最初に青森市民の方に感謝申し上げたいと思います。素敵なまちに住んでらっしゃる皆さん方は、私からみればとても幸せで、でも幸せは他人から見るとすごく素敵だなと思うけども、毎日のように過ごしている皆さんはあまり感じないかもしれない。静岡に行ったとき、私は富士山を見て感動したんですが、ある旅館の奥さんがこんなこと言ってました。「毎日見てるから全然感じない」って。これが日常性の恐さであります。ぜひ、たまにはですね、外へ行かれて青森の良さも感じていただければ

と思います。

　さて、今日の私の本題にはいりたいと思いますけれども、資料をあけていただけますでしょうか。なんと、今日は、助手になったばかりの助友先生と一緒に「青森デビュー」を果たそうということで、「すけっち・しまっちの健康なまちづくり講座」というので、今日、初めて皆さんに披露することになります。どうなるか不安なんですけれど、おそらくこの話が終わったあとは、十和田湖と奥入瀬にはかなわないかもしれないけれど、そのちょっと入り口には皆さんがたてるんじゃないかと、自信満々で東京からやってまいりました。よろしくお願いいたします。

　資料の「はじめに」のところをちょっと見てください。『出逢いの瞬間こそ、愛のすべて！』と書いてありますが、皆さん方に最初にちょっと質問をしたいんですが…、今日初めて、私を自分の人生の中で見かけられた方は、ちょっと手を上げてみていただけますでしょうか？「…あ〜っ」、以外と世界的に有名な私を知らないという…（場内笑い）。青森はよほどテレビがないか？…なんて。えー、ところで、見た瞬間に「とても素敵な先生だな…」とか、「ヒゲがいいわねぇー」とか、「せっかく来たんだから握手して帰ろうかしら…」とか、ちょっと心から、松田聖子流にいうと心が「ビビッ」と動かれた方はちょっと手を上げてみていただけますか（場内笑い）。あー、いらっしゃいますねぇー。でも、大半は優しくない人ですね。こういう時は、普通は手を上げて講師を喜ばす…これ，ヘルスプロモーション。

　青森市民が健康なまちづくりに取り組むためには、どんな人でも素敵だといえる気持ち!!が必要です。えー、もう一回聞きますけど、心が動揺した方は手を上げてみていただけますか？（会場内挙手）ハイ、では、いまを手を上げた方はお立ちいただいて、じゃんけんゲームをいたしまして、私と助手の助友先生のプリクラ付きサイン入りの私の本を、負け続けた方に差し上げます。では、いま手を上げた方ちょっとお立ちください。まず、自分のじゃんけんの相手を

選んでください、一人。自分のじゃんけんの相手を一人お近くの方で選んでください。そして…、負けた人が立って、勝った人は座ってください。では、一回戦、一回戦をお願いします、ハイ、じゃんけんをしてください。(会場内じゃんけん……) 勝った方は座ってください…。勝った方は座ってください。では、次の相手を選んでください、一人…。次の相手を選んでください。……どうぞ次の相手を選んでください。(じゃんけんぽん…あいこでしょ…場内笑い) はい、いま、何人残っていますか？じゃあ、負けた方ちょっと残って…、負けた方はちょっと残ってください。はい、四人残っていますね。では二人ずつまた、じゃんけんをして…。はい、負けた方はどちらですか？そちらは？。じゃあ、ちょっと前に出てきてください、前の方に…。前に出てきてください、どうぞ…。では、世紀の青森決戦を行いたいと思います。(場内笑い) これで負けた方は、大変幸せな方です。(じゃんけん対決、勝者笑って席に立ち去る) それでは、表彰状!!おめでとうございます。(敗者に講師からサイン入り著書をプレゼント、場内拍手) ありがとうございます(握手しながら)、私と握手する方は幸せになります。それで、勝った人にも名刺を贈らせていだきます。(勝者の席まで行き、プリクラ付き名刺を渡し握手)

みなさん、いまじゃんけんした時に、勝った時に座りたくないと思った方いらっしゃいませんか？(場内挙手) でしょう。これね、習慣病なんです。(場内笑い) 勝ったら居残れるもの…。今の社会はですね、成績の良いものが残ったり、速いものが金メダルをもらったりするんです。この健康なまちづくりで言っているのは勝ち負けではありません。ですから、私はある時、気がついたんです。えー、「7つの習慣」という本が書店にたくさんあるのをご存じでしょうか、皆さん。「7つの習慣」という本が、書店に4〜5年前から、ずっと書店にあるんです。あの本を読んでいた時にですね、ふと気がつきました。人生、英語で言うと「Win-Lose」、「勝つか？負けるか？」っていうふうに、負けた人に対する賞賛ってほとんどないんです。勝った人には表彰状が待っているのです

けれど、負けた人にはないです。スポーツの世界でもないのです。でも、勝っても負けても涙するということはあります。その時に、何が大切かと思ったら、すべての人が賞賛されなければならないっていうふうに思ったんです。で、ある時から発想を変えて、負けた人に私はプレゼントしています。ですから今、負け続けた方は、たぶん人生の中で相当負け続けているんじゃないかと思うんです。(場内笑い) どこにいらっしゃいますか？負け続けた方？今、本を差し上げた方、どこにいらっしゃいますか…？あっ、一番後に！もっと前に来てください。(場内笑い) 遠いですねぇー。だから、私くらい、サポートしてあげようかなと思って本を差し上げました。

　えー、なぜ、こんなことを皆さんにお話しているかというと、私は今まで生きてきた中で、出会った瞬間に素敵だなと、この人と思う人と仕事もしてきましたし、結婚もしてきましたし…、すべて後悔していません！出逢った瞬間に素敵だなと思った人は、とても素敵なのだということ。後悔がもしあるとしたら、付き合い方を間違えているかも…。ファースト・インプレッションがいいとか言って、付き合っているうちに嫌いになった、これは、どこか付き合い方、コミュニケーションの仕方を間違えたりしている。なぜかといいますと、「出逢いの瞬間こそ、愛のすべて！」っていうのを教えてくれたのが、このワンちゃんなんですね。私は小さい時から、犬と生活していましたから、最近ますます犬じゃないかって思うようになってきましたが…。犬の散歩、連れていったことある方いらっしゃいますか？(場内数人挙手) あ〜少ないですねぇ、ぜひ、今日を機会に隣の犬を借りて (場内笑い)、噛まない犬を借りて、散歩に連れていってください。犬は、好きな犬に会ったとたんにですね、抱擁が始まります。「チューチュー」とかいって…。だから、今もし、出逢った瞬間に僕を好きだって言った10人位の方は、皆さんがいなかったら僕に抱擁してるはずなんですけど、人間ですから、変なきまりがあって、「公の前でそんなことをしてはいけません、外国なんかと違います」ところが、嫌いな犬に会うとどういう

ことになるかというと、吠え始めます。もの凄い勢いで飛びかかっていきます。ということは、先程、手を上げなかった皆さんは、私を吠えている!?だいたい、6～7割は吠えているんですね、「やー、大変な場所に来たもんだ」と思いますけど…。全く手が上がらなかったことがあります。そういう時はですね、本当に大変でした、講演会が終わるまで。シーンとした雰囲気の中で、冗談を言っても誰も笑わないんです。この苦しさを90分耐えてきましたから、余程のことでは平気なんですけども…。ぜひ、皆さん今日は、笑いの中で「健康なまちづくり」を感じていただければと思います。

(2) 私の大切な人

では、また、資料にもどってください。「はじめに」の (2) のところに、『私の大切な人は』とありますけれど…。ちょっと20秒ばかり、目を閉じていただけますでしょうか。気持ちを落ち着けてですね、少し、想像してほしい人がいます。それは、「自分にとって大切な人」、何人でも結構ですから想像してください。(……沈黙……) そうしましたら、資料の「はじめに」の (2) のところ、「私の大切な人は…」っていうところに、夫であるとか、妻であるとか、子供であるとか、友人だとか、そういう形でちょっと書いてみてください。(一同、筆記) ハイ、それではですね、ペンおいていただいて拍手で答えてください。一人ひとり、時間があれば聞きたいんですけれど…。今から私が申し上げます。想像した人が出てきたら拍手してください。

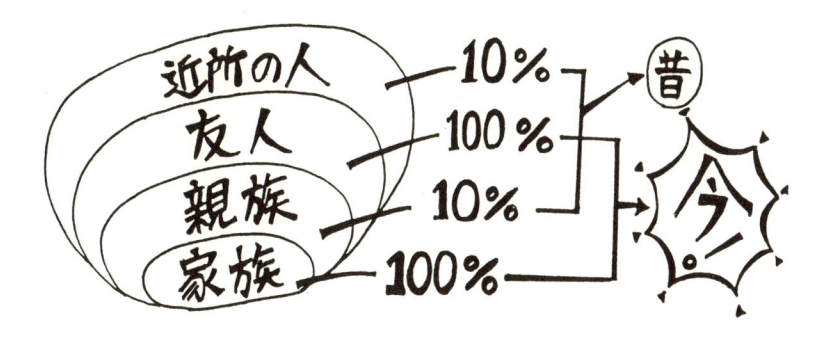

では、夫とか妻とか子供含め、『家族』を想像された方は、拍手をしてください。（場内拍手）全国3300市町村は回ってませんが、北海道・沖縄・佐渡島を含め全国を回ってきまして、この質問を繰りしてますが、「家族が大切だ」と言う方は100％です。ということは、われわれ、家族について、もう少し考えていく必要があるということです。以外と研究されていない領域なんです。

ハイ、次です。甥・姪・伯父さん・伯母さん、『親族・親戚』の方が大切と想像された方、拍手をしてください。（場内拍手まばら）ハイ、一割以下でしたけれど、親族の方が大切だと思う人、全国で10％ぐらいいます。えー、いま拍手をした方は、日本人の中では「生きた化石」状態というか（場内笑い）大変古い、限りなく明治そういう方向に向かっているような…、貴重な実験材料ですので（笑い）、後で研究対象にしたいと思います。

では、次にいきます。『友人』が大切だと思った方は、拍手をしてください。（場内拍手）はい、100％です。ここで健康なまちづくりを考えていく時に、一番入りやすいのは、家族と友達との関係を意識して入るとみんな集まってきます。これは、大切だと思うからです。決して親族のためになんていったって、人は集まりません。では、千葉県から昨日、東京は集中豪雨の中、この青森市にやってまいりました、順天堂大学の今日の講師、島内憲夫先生が大切だと思う方は拍手してください。（場内拍手）いや、いや、さっき目を閉じたとき、さっき目を閉じた時ですよ。もう一回、さっき…、（一人拍手）ほんとですか!?（場内から、「私は本当にこの日を楽しみにしておりました」）ウッソー！ウワァー！そんな…、ほんとですか？アー、ビックリしちゃった。こんなことはないです。（場内拍手）やぁー、ありがとうございます。言ってよかった！じゃ信じて、後でちょっと名刺交換。（爆笑）ところで、あのー、先程本をあげたあなたは…？（講師プレゼントした相手に向かって手を振り）遠いところにいますけど…（自分を指さし）想像しました？……想像しなかったみたいですね。だいたい、あのーいつもそうなんですけど…、でもあなたみたいな人は（講師を想像したという人）めずらしい方です。

では次、『近所の人びと』が大切だと想像した方は拍手をしてください。（場内拍手）なんか青森の人、おかしい！「近所の人びと」が大切だと思う方は、0％に限りなく近いんです。まーいま、青森市、青森の浅虫を中心に、健康なまちづくりが動く予定になっているんですけれども、大変なんです。この10％以下の隣近所の人達と、家族と同じように大切に思って、一緒に健康なまちづくりをすすめていくっていうのは、まず至難の業です。ですから、無理しないことが秘訣です。無理すると壊れてしまいます。ですから、できるところからゆっくりと始めればいいと思うんです。見てください。近所の人とこの親族を大切にするっていうのは、「昔」ですよね。昔の人は、隣近所・親族、三世代同居にお爺ちゃんお婆ちゃんも一緒にという、それは、産業構造が農業中心だったからです。ところが、いまはサラリーマン家庭が多くなって、7～8割が核家族。だから当然、友達付き合いと家族付き合いが中心です。ですから、青森市が今後どういう選択をしながら、まちづくりをしていくか。コミュニティの再生ということを願ってやっていくのか、もうこれはあきらめてやめてしまうのか、もっと家族と友達を中心にしてやっていくのかっていうのは、皆様方が今後選んでいかなければならないことです。さて、いま、目を閉じたら大切だと思う人はですね、実は、皆様方のいろんな人生の中で起きる出来事、苦しいとき楽しい時、側にいる人なんです。何十万人何百万人いたとしても、人生はいま、目を閉じた人としか進んでいかないというこの事実を、ぜひ皆さん頭において、もう一度、家族と親族・友人・隣近所の人とコミュニケーションを始めてみてください、その舞台が、私は「健康なまち」だと考えています。

（3）自分らしさ生み出す5つの決定事項

では、「はじめに」の(3)のほうにうつりたいと思います。最近私は、人生そんなに長くは生きてませんが、今年で半世紀、今年50歳になります。自分らしさを誰がつくってくれたかなって考えるようになりました。その時に、気づいた『自分らしさを生み出す5つの決定事項』というのがここにあります。皆

さんも、自分のことを考えながら、もう一回自分の人生を振り返ってみたらいいと思うんですけれど…。

まず、一番目、『誰の子どもになるか』ということが大変重要なことです。私は学生にいつも、講義の中で最初に言います。意図的に誰かの父・母の子として生まれることはなくて、運命的に産みおとされるんだから、まず親を恨むなよ、ということを言います。親も意識して君をつくったわけではない、だからその運命に対して「逆らうべからず」っていうふうに、まず言います。人間っていうのは、何か自分が不成功になると親のせいにしたり、環境のせいにしたりすることが多いんですけれど、「まずそれはやめろ」ということを最近は言えるようになってきました。

さて、二つ目、『誰の親友になるか』、私は、中学時代と大学時代に得たった二人の友人がいます。自分の悩みとか含めて話すのは、だいたい、中学の時の「高木正平」という人と、大学時代の「田辺正」君という人で、田辺正君はテニスの日本の学生チャンピオンだったんですけれど…、この二人です。人好きの僕ですら、そんなに本当のことを話すっていうのは、なかなか難しいことですが。最近、そんなことをある授業の時に話しましたら、学生がよってきました。僕の息子と同じ位の二十歳の学生が、なんと「先生と親友になりたい」って言ったんです。「25も違うのにお前は弟子だろう、あるいは教え子だろう」というと「いや、親友になりたい、先生はだっていつも言ってるじゃないですか、年齢は関係ないって」。しかたなし…ではないですけれど親友になりました。渡辺君と佐々木君…です。だから、4人に増えてしまいました。でも、この二人は、僕が寝たきりになった時、大変な世話をしてくれると思います。僕を抱えたり、行きたいところに車で連れて行ってくれたり、ふとよぎりました。「あっ、いい親友を得た！」。ぜひ、皆さん、親友っていうのは年齢が若くても選べますから、早めにゲット（獲得）しといた方がいいと思います。（場内笑い）老後のために!!私は大丈夫です。

ハイ、三つ目、『誰を恩師とするか』、皆さんに聞きたいんですけれど、いま

までの学校生活の中で、本当に自分を変えてくれたっていうか、自分自身を認めてくれたっていう恩師がいらっしゃる方は、ちょっと手を上げてください。（場内見渡し）あ～、少ない、少ないですねぇ。最近気になることがあるんです。学生に十数年このことを聞き続けています。毎年のようにその先生が減っているんです。ということは、本気になって子供達に語りかけてる教師が減ってる可能性があるんです。だから、ちょっと気になりまして、自分らしさを生み出す最高のメンバーの一人に恩師を付け加えたところです。私は幸いにも、本当に幸いにも小さい時から教師に恵まれてました。なんで恵まれてたかっていうと、まず、小学校時代、自分の母が教師でした。（笑い）これは大変なことです。小学校、一年生の授業中算数の時間とか、「ハイ、おかあさん」って僕が手を上げるんです。そうすると、授業が終わって家に帰ると怒られるんです。「あなた、憲ちゃん、学校では先生といいなさい！」…先生と言わなきゃいけない「はい、先生、先生、先生」っていつも手を上げるときは心では思ってるんです。でも、手を上げた瞬間「お母さん」って言ってしまう…。これは大変なことでした。そのたんびに怒られてました。僕が社会学に興味を持ったのは、多分あの時のことだったと思います。一人の人間が、学校に行くと「先生」になるんです。家に帰れば「母親」になるんです。対応が全然違うんです。この二重人格の母はっていうぐらいに、いい経験をしましたけれど…。まあ、そういう意味で、だれが恩師になるかっていうことは、その後、中・高・大といって、いやな先生がいたという感覚を僕は持ったことがありません。ひょっとしたら、悪い所が見えないという病気にかかっているかもしれません。

　さて、四人目は、『誰と結婚するか』っていうことですが、いま、私の素敵な妻（暁美）の写真が回っていると思います。ところが、「回さないでくれ」とプレッシャーをかけられてますので内緒で回してますから我が家によけいな連絡などしないでください。

　さて、『誰と働くか』いま、私は、青森の市の方とそれから、千葉県白井町の町長さんらといわゆる「仕事」をしてますけども…。いま、私の周りにいる、

えー、私は「健康社会学研究会」を主催してますし、セミナーも開催しているんですけども…、なんと!!私は…、いま、写真回ってますけど…、ジュデイオングさんの写真があるんです。ツーショットの、握手をしている…。つい最近ですね、ジュデイオングさんと会ってしまったんです。もう、素敵な写真です。妻に言われました。「その写真を代わりに回しなさいと、私の代わりに…」これは私の願望ですと言った方がいいかもしれませんけど…。あと、今日、出たり入ったりで助手の助友さんが登場しますけれど、「私の跡取り」です。えー、跡取りっていうのを国語辞典でひくと、「男」って書いてあるんですね。あの国語辞典も、男女共同参画型社会からみればちょっと変えなきゃいけない。すべて男の論理で書かれている。皆さんこれは問題です！早く辞典を変えないと、女性がいくら頑張っても、男が書いた辞典です。まぁ、そういう意味で健康社会学っていうのは、『男女のパートナーシップ』を大切にする学問でもあります。もう一人、仕事をしている世界の仲間を紹介します。これは『ヘルスプロモーション』というのを世界で一番最初に始めた「イローナ・キックブッシュさん」ですけれど（写真を見せる）、私は、この方と出会った瞬間に、「ほ」の字になってしまった方なんです。

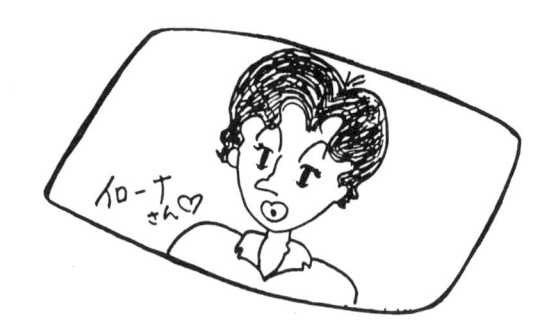

　1986年にデンマークのコペンハーゲンに留学した時に、WHOのスタッフ20人くらいの男女の方と出会いました。その時に「この人だ!!」と決めて、彼女の論文と書物だけをたくさん買って一年間その論文ばっかり読んでいました。

その結果どうなったかというと、彼女が、なんとスイスのジュネーブのWHOの本部長になってしまったんです。ヨーロッパから世界のトップのＷＨＯ世界保健機構のジュネーブの本部長になったんです。本部長になるとどういうことがおきるか、ちょっとおおげさに言えば厚生省にWHOから電話がかかってきます。「順天堂大学の島内さんがいるでしょう。彼は、私の考え方、ヨーロッパのヘルスプロモーション、ヘルシー・シティーズをとても知っているから、聞きなさい」っていう感じ。それで、厚生省から私の所に電話が入ります。「イローナさんからこういうことを聞いたんですけど…、先生、ヘルシィ・シティーズ、健康なまちづくりをやっているんですね」。その結果、私は、国の「健康文化都市」の委員になりました。実際は、私が「ヘルスプロモーションに関するオタワ憲章」を翻訳していたからでしょう。いずれにしても、国が選んだんじゃないんです。外国の人が私を推薦して、私は国の委員になりました。ここがおかしいところです！私は昔から同じことを言い続けているんですが、日本の研究者は、横文字（英語）に弱いんです。横文字に弱いということは、黒船に弱いということです。ペリーが浦賀に来た時、大砲を打たれた時、あの時から心的外傷で、縦には…、縦（日本語）がほんとは強かったんだけど、横のものにダメなんです。英語で書いてると、みな信じるんです。例えば、ここに僕でなくて、アメリカのエール大学、イローナ・キックブッシュさんがいたら、皆さんはものすごっく感激して、僕の比じゃないくらい、感動すると思うんです。私もそうでした。彼女に会ったとき同じ人間なのに、なんか別人に会っているような…、心が動きました。でもそれは、本物指向ではないので、私は日本人でも外国人でも同じように付き合います。もう一人（別な写真を取出し）、これは健康な学校づくりに取り組んでいるドン・ナット・ビームさんなんですけれども…、シドニー大学の教授で、この写真を見ると、先程、私が好きだと手を上げた人の半分は、ドン先生を好きになるでしょう。現に学生がですね、半分、彼を紹介した途端に私へのラブレターが減り、一生懸命英語で書いてシドニー大学に送ってます。その分、僕に手紙を書くヒマがなくなるってわ

けです。人間っていうのは勝手なものだということです。

(4) 自分らしく生きるために必要なこと

　ハイ、ではまた、(4)のほうにうつりたいと思います。今日の「愛と夢と勇気を育む健康なまちづくり」、ひとつは、皆さんが住んでいるまちで、自分らしさを発見することじゃないかというふうに、私は思っています。その中には、いま、目を閉じたら大切な人がたくさんいると思います。ぜひ、少なかった隣近所の人達の姿が、思い浮かぶようなことが起きれば、素敵なまちになると思いますけれども…。『自分らしく生きるために必要なこと』そこに書いてありますけれども…「自分をありのままに受け入れ、これからの人生を喜んで受け入れること」と書いてあります。自分の人生に責任を持つ、半世紀くらいしか生きていない私が、先輩に対してこんなことを言うのは、大変僭越ですけども、確かにそのようなんです。自分を信頼することができるかどうかが、これからの健康づくりの「鍵」だというふうに言われています。

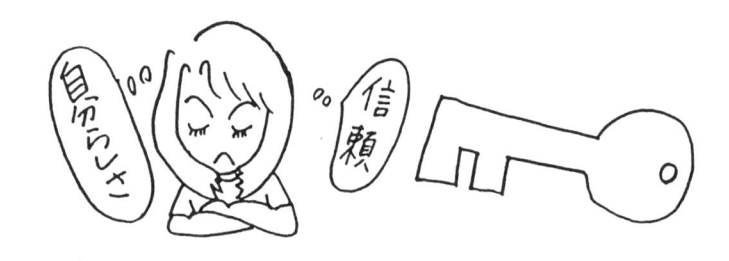

　で、その自分らしさを何によって把握するかっていう、最も簡単な方法を皆さんにお教えしたいと思います。自分に対して、自信があるか信頼できるかっていうことですが…、みなさん、今日、朝起きた時に、鏡を見た方は手を上げていただけますか？ハイ…（会場を見回し）鏡を見ないで…!?外に出た人もいるんですか？ほんとですかっ!?鏡を見てないっ!?うっわぁー、余程の自信家か、いい加減な人か…。ハイ、では、その鏡を見た時に「なんと俺はいい男だ」と

か「私ってどうして素敵なのかしら」と、こういうふうに思った人、手を上げてみてください。(場内見回し)うわぁー!!一人いらっしゃいました、いないと思ったんですけど…。(講師その方のところまでマイクを持っていき)大変勇気ある発言ですが「あのー、いつもそんなふうに思うんですか？」「はい、私は世界で一つしかない自分だからと思って…、それは基本的に、良かったなぁとか言って鏡を見ながら自分を誉めます」(場内拍手！拍手！)ありがとうございます。私が言いたかったことを彼女が言ってくれました。『世界中でたったひとつしかない』っていうことは、自分の過去は50年70年、絶対！真似できないんです。同じ道行きは絶対ありえないんです!!人生は生まれれば、死ぬっていう方向に行ってるんですから…。同じ道をたどる人は、全世界どこにもいません。まさに彼女が言ったとおりです。ところが、ラ・ブリュイエールという人がこう言ってます。人生の中で起きるのは、「産まれること、生きること、死ぬこと」この三つしかない。産まれる時、誰もお母さんの産道を通ったっていう記憶はありません。いつ産まれたかもわかりません。死ぬ時、苦しんでいます。苦しみがら死んでいます。じゃあ、皆さん、私と同じように今生きてます。でも、生きていることを実感して、毎日生きている人は実は少ないのです。産まれた瞬間から死の瞬間までの、生きている間をどれだけ大切に考えるか、その考えるための仲間が実はまちにいるんです。「家族」がいます。「親戚・友人・隣近所の人」がいます。これは「自分を映す鏡」なんです。いい鏡と会っている人はいい人生を送ります。悪い鏡に会うと自分の姿が歪んできます。鏡は決して嘘をつきません!!「お前、どうしようもないやつだなぁ」って言うと、「お前、どうしようもないやつだなぁ」と向こうから言ってきます。「今日のヒゲは一段といいじゃないか、憲夫」なんて言うと、鏡がちゃんと僕に語ってきます。だから、彼女の言ったように自分に言い聞かせる！これを英語では「セルフ・エスティーム」と言います。(自尊心)まずは、自分を信頼し自分に自信をもつこと！自分にエールを送ることが、21世紀の健康づくりの基本だということを世界の人達が話しました。なんのことはありません。困っ

たら、誰かに頼む前に自分自身で始める！これが重要なことです。

1.「す」べての人の：しまっち

さて、今日、「すけっち＆しまっちの健康なまちづくり講座」となっていますけども…、最初の頭文字の『す』に書いてあること、「1」です。『す』べての人の…っていうところですけれど、WHOは「世界中のすべての人びとが健康に」ということをスローガンにして、ヘルスプロモーションという考え方を展開し始めました。そこに、定義が書いてあります。「ヘルスプロモーションとは、人びとが自らの健康をコントロールし、改善することができるようにするプロセスである」その「自らの健康」というところにマークをされて、「2」の『け』んこうは…というところにうつってください。

2.「け」んこうは：しまっち

さて、(1)に『健康とは』っていうことが書いてあります。①幸福なことから⑭何事にも前向きに生きられること、これは日本人が考えている考え方をまとめたものです。みなさん、ちょっと目を通していただいて、①番から⑭番、全てに目を通していただいて、自分の考え方に合うものがありましたらその番号に〇印をつけてください。そして、アンケート用紙がついております、白い。同じく、それにもチェックをしてください。同じくチェックを…。この白い紙は、後で回収させていただきますので、グリーンの紙と白い紙、両方にチェックしてください。（参加者、チェック）チェックリスト①幸福なこと、②心身ともに健やかなこと、③仕事ができること、④生きがいの源、⑤健康を意識しないこと、⑥病気でないこと、⑦快食・快眠・快便、⑧身体が丈夫で元気がよく調子がよいこと、⑨心も身体も人間関係もうまくいっていること、⑩家庭円満であること、⑪規則正しい生活ができること、⑫長生きできること、⑬人を愛することができること、⑭何事にも前向きに生きられること、⑮わからない。えー、チェックが終わった方は、その〇が何個くらいついたか数えてみてくだ

さい。よろしいでしょうか？それではですね、ちょっと、個数についてまず質問します。いくつ〇がついたか？10個以上〇がついた方、まず手をあげてください。…ハイ…20人くらいいましたね。では、5つ以下の方、手を上げてください。…ハイ…10人くらいいらっしゃいました。これは、どういうことを表しているかというと、一人の人間でも、時と場合によって健康に対する考え方が違うということです。健康は多様な側面（多様性）をもっているということです。例えば「病気じゃない」と思う瞬間もあります。「前向きに生きる」という瞬間もあるんです。というふうに、一人の人間でも、様ざまな考え方を持っている。みなさん、健康なまちづくりを展開していく時に、このことを大切にしてください。一つの考え方で動いているわけではないんです。一人ひとりの気持ちに応えることが健康なまちづくりの基本だということです。

　では、今度は、究極の選択をします。いま、5つ以下の方、10個以上の方がいました。究極の選択をして1つだけ選んでください。自分の気持ちに最も近いものを1つだけ選んで下さい。そして、その番号に二重丸をつけてください。選びましたでしょうか？えー、それでは一番から確認をします。自分が選んだ究極の選択の番号まできた時に、一度だけ手を上げてください。一度だけというのに、何度も上げる方が、全国を回っているといます。（場内笑い）えー、これだけ言っても上げる方がいますが、もう何かが始まっていますから、余計なことしないで、そーっとしてあげてください。いいですか？では…。

①『幸福なこと』を選んだ人、手を上げてください。エー、イチ・ニ・サン…三人いらっしゃいました。これを選ぶ人は、私の統計的なデータでは、20歳前後の女子学生が多いです。もし、30歳以上の方で手を上げた方は、喜んでください。気持ちは20歳ということです。

②番『心身ともに健やかなこと』、これを選んだ人、手を上げてください。ハイ、えー、18人くらいいました。この方は、日本人の中で選ぶ回答では、ある地域ではナンバー1です。ある地域ではナンバー2です。いずれにしても1位、

2位を争う考え方です。国民の考えを代表している人達です。

　③『仕事ができること』これを選んだ人…。「…ゼロ！」見事に皆さんが仕事をしてないってことがわかります。なぜならば、こんな時間帯にくる人はいません。言わなくてもわかります。会社に勤めている方に聞きます。これを選ぶ人が多いんです。サラリーマン、ワーカーホリックと言われ、働き蜂と言われながらも、働いている人にとっては、この定義は大変幸せな定義です。

　④番『生きがいの源』を選んだ人…。お一人いらっしゃいました。昔は高齢者でしたが、今は、キャリアウーマン！もう見事に仕事をやっている方ですね。

　⑤番『健康を意識しないこと』ニー・シー…5人いらっしゃいました、あっ6人ですね。これは青年期を生きてる人ですね、自らが青年なのか…

　⑥番『病気でないこと』お一人いらっしゃいました。この方は子供さんか高齢者か、お医者さんの中に若干あったりします。

　⑦と⑧を一緒に『快食・快眠・快便』『身体が丈夫で元気よく調子がよいこと』これを選んだ方…。イチ、ニ、サン、シ、ゴ、ロク、ナナ、8人いらっしゃいました。この方はなんと、小学校低学年！（場内爆笑、講師自分の時計を見ながら）えー、学校が終わったあと、ここに来たのかもしれません。

　⑨『心も身体も人間関係もうまく行っていること』これ選んだ方…。イチ、ニ、サン、シ、ゴ、ロクシチ、ハチ、ク、トウ、11人いらっしゃいました。この⑨番は②番といま、双璧です。ある地域ではトップになります。ということは、国民は、心・身体・人間関係、人間関係っていうのは、先程、目を閉じた時大切だと思う人の関係、これを意識して健康を考えているっていうことになります。皆さん方、ぜひ、健康なまちづくりを考える時には人びとはこのような健康に対する考えをしているということを理解してください。

　⑩番『家庭円満であること』選んだ方…。えー、3人いらっしゃいました。これは、働いてらっしゃらない家庭の主婦です。仕事を持っている男性は仕事ができることと答える、働いていない女性は家庭円満といいます。なんでしょうか？最初わからなかったんです。ところが農業従事者と自営業者に尋ねたと

き、両者、仕事ができる・家庭円満っていう男女の回答を得て、気づいたんです。健康というのは、生活概念だということを。健康に対する考え方は、学者が教えているのでもなく、医学者が教えているのでもなく、先生が教えてるわけじゃないんです。その人の人生と生活が教えてるんです。子供たちに尋ねても回答は出てきます。例えば、幼稚園生に尋ねた時、25年前、「ぼく？、健康ってなあに」「ウンチがでることさ」と言ってました。「ごはんが食べれる」「元気」とかいってました。小学生に尋ねました。「元気！」「遊べることだよ、おじさん」と答えてくれました。子供でも答えを持ってます。どうしてでしょうか？あの10年5年6年の短い中の人生の生活が、回答を出してくれるんですね。人はみなそれぞれのまちの中で生きてきた過去がみんな違うわけです。ですから、一つではない。健康なまちづくり、ひとつの方向はアバウトにあってもいいけども、みんなそれぞれ考え方が違うということを、ぜひ皆さん、頭においてください。

⑪番『規則正しい生活ができること』を選んだ方…。お一人いらっしゃいました。これは、ふた種類あります。一つは、お医者さんに「高血圧」「糖尿」と言われて、雨の日も風の日もウォーキングしている派と、小さい時から、お父さん・お母さんにきちんとしなさいよと言われたことを守っている派と、二種類あります。最近、増えてきているのは「病気を経験して」っていうのです。

⑫『長生きできること』これ選んだ方…。ハイ…、ゼロです。ところが、最近ある所の講演で、これに手を上げる方がいたんで驚きました。これに手をさわると、お迎えが来てしまいます（場内爆笑）特別養護老人ホームで調査した時に、なんと、これに丸をつける。僕は、健康っていうのは「病気じゃない」とか「長生きできることじゃない」と信じきって、健康づくりに挑戦してきました、30年。ところが、高齢者に尋ねると、「長生きできること」って選ぶ人が、百人いたら一人ぐらいいるんです。なんなんだろう？で、その方に尋ねてみました。まだ、私が20代後半か30代の頃…、「先生は、明日、目が覚めると思ってるでしょ、寝る前に…。そんなことすら考えてないでしょうね。私は、

明日、目が覚めたとき、私を確認できるかって寝てるんですよ。こーんなことわからないでしょ…」それで、ちょっと考え方を変えました。高齢者にとっては、確かに、長生きできるっていうのは、「一日をしっかりと生きる」という意味で重要なんだ。ただし、「長生きできること」を目的化すると、これは大変なことになるので、私は目的にはしたくないですね。ただし、こういう考え方を持っている人もいるということは理解しなきゃいけないと思います。

⑬『人を愛することができること』これ選んだ人…、手を上げてください。……あ〜っ、奇特な方がいらっしゃいましたねぇー。ちょっとお話を聞きたい…、人を愛することができる…、後で記念品送らないと…。「どうしてですか？」「……、自分も愛されたいと思うし、人も愛したい。心が健康でないと、人を愛せないと思うので」「なるほどね」「愛する・愛される関係を持つためには、まず、自分の心が豊かでないといけない」ハイ、これはなんだか、先程の「快食・快眠・快便」と比べてみてください。落差があまりにもありすぎてしまいますね。健康ってむずかしいですね。「健康、健康」って話していると、向こうは「愛すること」で、「そうよそうよ」と言って、こっちは「食べること」なのよって会話してて、まるでぼけ老人が会話しているように、一致はしてないけども二人ともニコニコしてる。ここらへんのことを考えておかないと、全然違ったことで、同意している部分があるんですね。どちらも、その人にとっては重要なんです。ある人は、「食べること」「寝ること」あるいは「元気なこと」が大切なんです。でも、ある人にとっては、「愛する」ということが大切なんです。ということは、何を意味しているか？「一人ひとりを認める社会」だと私は思うんです。健康なまちづくりは一人ひとりの良さに気づいて、その人の考え方をサポートしようということを、皆さんが気づかなきゃいけない。自分の考えがこうだから、これを押しつける社会であってはいけないと思います。さて、最後になります。

⑭『何事にも前向きに生きられること』これを選んだ方…。イチ、ニ、サン、シ、ゴ、ロク、7人ハーイ、この方は、事務局の方はチェックしといてくださ

い。21世紀の青森をリードする7人が、ここで決まりました。(場内笑い) 後で、表彰状を厚生省から送りたいと思います、ナンテ…。この考え方はですね、つい先頃から出てきたんです。5〜6年前なんです。今まで、僕は、この調査を全国いろんな所でやってますけれど、「前向きに生きる」ってのは回答はなくて、「その他」だったんです。で、「人を愛する」っていうのは「幸せな」って人から分離して出てきたんです。どうしても「愛する」という言葉を使いたい。今度は、ある調査で、どうしても書きたいから書かしてくれといったのが、「前向きに生きること」っていうのが出てきました。で、それを最近項目で付け加えました。まさに、21世紀は「心の時代」だ。ということは、身体中心で医学的な発想で、健康をつくろうとしてきたことに対して、精神的な心、あるいは人間関係を含めて、家族・友達・隣近所の人、こういうことも健康づくりに取り込まなきゃいけない。じゃ、何を意味しているか?「まち」という舞台を想定していけば、これが可能なんです。皆さん、ぜひ、「健康とは何か」っていうのは、従来は「病気でなくて」っていうことが一般的でした。でも、今は、すべての人達は、そういう狭い考え方を持っていません。非常に幅広い考え方です。そのことを前提としていただければと思います。

　さて、資料にもどってください。「出逢いの瞬間こそ、愛のすべて!」から始まって、「私にとって大切な人は?」という質問を皆さんにしました。家族ということが、みなさん、主張されてきました。いまから、助手の助友さんの方にバトンタッチをして、「家族の中で、どんなことを大切にすることが重要なのか」っていう話を、彼女の方からしてもらいたいと思います。「3」の「『ち』いさな愛から始まる」っていうところと、「4」の「『し』あわせな」っていう話を、助友さんの方からしてもらいます。よろしくお願いします。
(講師バトンタッチ)

3.「ち」いさな愛から始まる:すけっち

　みなさま、こんにちは!(拍手)ありがとうございます!あの先程から、何

回か、島内先生の方から紹介されていました、今年の4月から助手になりました、助友と申します。あの、友達を助けると書いて、「スケトモ」と読むんですけれども、いつも本当は助けられてばかりなんです。ですので、今日もちょっと緊張しているので、みなさんの力を、お借りしながら、助けられながらお話をしたいと思いますので、どうぞよろしくお願いいたします。

私の家族のお話ということで、あのー、これは本当に私が、学生時代から考えていたことなので、とくに理論的なお話とか、そういうものではないので、肩の力を抜いて話を聞いていただけたらなと思っています。

あの、うちの家族紹介をします。私は、茨城県の高萩市というところに住んでいたんですけれども、あのー、この写真を今から回したいと思いますでー、あ，これはいま私2人暮らしをしているんですけれども門脇亜紀子さんで島内先生のゼミの後輩です。ということで彼女も私の大切な家族です。うちの家族は7人家族でして、まず、大正11年生まれのおじいちゃんと、その妻である大正12年生まれのおばあちゃんと、えーと、昭和24年…？牛年は24年ですか？昭和24年牛年の父と母。で、私が今24歳の長女・裕子と、あと、大学3年の弟・崇、そして、一番下が高校2年生の仁子で、きょうだい3人で合計7人家族なんです。で、私が自分で意識して健康づくりを考えている方法があるんで、それがこの『旅のしほり』というものなんですよ。(「旅のしほり」を回す) これがなんで、『我が家の健康づくり』と関係あるのかっていう話を、ちょっとしたいと思います。

私が、いまから2年ちょっと前くらいに、ちょうどまだ学部を卒業したあたりの3月の出来事でした。うちの弟は、ちょうど大学受験に合格して、東京に上京してくるため、3月は毎晩、結構、遊びほうけていたんですね。それで、うちは自営業で洋服屋をやっていたのでうちの弟が毎日遊びほうけているっていうことで、「あいつは何をやっているんだ、手伝いもしないで…」っていうことで、結構カンカンに怒ちゃったんです。3月は学生服のシーズンで超忙しいんです。それで、このムードはいけないなって思って、私は、ある日の晩、

うちの弟を「ココス」っていう結構田舎にはあるファミレスなんですけど、「ココス」というファミリーレストランに、うちの弟を、夜9時頃呼び出して…、まだ9時でも遊んでたんです！その、9時頃、呼び出して、こんな話をしたんですよ。うちのおじいちゃんが、どういうふうにこう変化してるかっていう話を、私はしたんです。私は、その学部の4年生の時に、地元で教育実習を2回位やったり、あと部活を引退したということもあって、結構、実家に帰る機会が増えてたんですね。で、その時にいっつも気づくのは、うちのおじいちゃんのごはんの量が、だんだんだんだん減ってきているっていうことに、私は気づいたんですよ。なんでかって言うと、家に帰ったときには、炊事とか掃除とか洗濯とか、家事全般を私はやることになっていたので「あーじゃ、今日のご飯は焼肉にしようかな」って思うんだけど、たぶんこういうコッテリしたのは食べられないから、野菜いためにしようとか、そういうふうななんか、ご飯のことを考えるんだけど…、うちのお父さんとか弟のことを考えたら、ご飯の水の量も、おじいちゃんのことを考えたら、ちょっと目盛より1ミリ以上にしてあげた方がいいんだけど、でも、弟とかのことを考えたら1ミリ以下で固いご飯の方がいいかとか、そういうことをなんかいろいろ考えるようになって…、一人の家族の健康っていうのは、全体にそういう形で及ぶもんなんだなっていうことに、私は気づいたんですね。

　あとは、そういうことが、家に帰るたびに、だんだんだんだん気づくことができたんですよ。あと気づいたのは、うちのお父さんのオデコが、だんだんハゲあがっていくこととか、あとは、うちのお母さんのシワがどんどん増えていくとか、あとは、おばあちゃんが髪の毛を染めてるんですけど、私が帰ると、ちょっと白くこの辺がなってたりとか、そういうなんか、ちょっとした変化に気づくことができて、で、私はうちの弟にその話をして「ま、あんたも上京して、たまに帰った時に、そういう変化に気づくことがあるかもしれないけど、いま一緒に住んでいる時に、何かこう親孝行とか、家族のためになることをしてあげた方がいいんじゃないの」っていうことを言ったんですね。そしたら、

うちの弟は、アイスコーヒー飲みながら「ココス」で泣いちゃったので、それでまた、友達の家に帰してあげたんですけども、そういう出来事があったんですよ。
　それから1週間か2週間くらいして、うちでは『家族旅行』に出掛けることになりました。それが、えーと「パート1」のしおりがその辺に回ってると思うんですが…、とにかく、その家族旅行を家族が気まずいムードになり、なんかこう楽しめるような、楽しむように、なんか自分から仕掛けないといけないかなっていうふうに思うようになってきて、それで思いついたのが『旅のしおり』を作るっていうことだったんですね。
　それは、どういう旅行だったかっていうと、うちの「助友」っていう名字は結構珍しくって、えーと、兵庫県の山奥の方にご先祖様が眠っているので、そこに行ってそこのお墓の土を持ってきて、このくらいの量なんですけれども、それを茨城の高萩の、今度おじいちゃんの代から入るお墓に、あっ、まだ死んでませんけど、その土を一緒に埋めてあげようっていうそういう計画で、「ここほれ、ワンワンツアー」と命名したんですけれども、そういう旅行に行ったんですよ。そしたら、結構うちのおじいちゃんは、自分の孫とか、あとは息子とかお嫁さんとかに自分のご先祖様に会わせることができて、すごく嬉しかった…みたいなんです。それで一日目は終わって、二日目は京都市内を観光しました。
　私達「ヤングチーム」と、あと、おじいちゃんおばあちゃん、お父さんお母さんの「アダルトチーム」に分かれて、「ヤングチーム」は、おっきい直径30センチ重さ1キロ、600円のお好焼きの食い倒れツアーに行ったりしたんですけども、「アダルトチーム」は、金閣寺とか哲学の道を通って、優雅に湯豆腐を食べるっていうコースだったんですけど…、お好焼きと湯豆腐と格差が激しいんですけれども…。
　そして、宿に、ヤングチームとアダルトチームは同じくらいの時間に帰ってきました。その時に私の母が私に、そっと教えてくれた「嬉しいお知らせ」があったんですよ。どういう知らせだったかというと「あんなにご飯の食べられ

なかったおじいちゃんがね…、湯豆腐を5コも食べたんだよ！」っていうことを、うちのお母さんは私に教えてくれたんですよ。で、それを、うちのお父さんとかおばあちゃんとか、一緒にいた三人も知っていて、でなおかつ、私はそれを弟とか妹に教えてあげたら、家族中がなんかすごく嬉しい気持ちになったんですよ。それまでうちのおじいちゃんは食べられないとはいっても、それを食べようともせず、ご飯がでると「あっ、こんなに食べられない！」っていう感じで、いつも手をつけようとしなかったんだけれども、そのおじいちゃんが「湯豆腐5こ食べた」っていう出来事は、すごいことで、家族中がすごく驚いたんですね。

　で、私は、なんか…自分がしおり作ったから、おじいちゃんが湯豆腐を食べたとは思わないんだけれども、なんか…自分でそういうふうに楽しくしたっていうことが、すごく、なんかこう嬉しい結果を生んだような、なんかそういう気がして…、私でも何かこう役割を見つけて、家族の中にどんどん仕掛けていけば、こんなに微笑ましい出来事に出会えるんだなっていうことを感じたんですよ。

　それが資料の中に、3番目の『おじいちゃんが食べた湯豆腐』という活字に、今回とうとうなってしまったんですけれども…、その下に、『日常生活の中にこそ、健康への近道がある』っていうことが書いてあります。で、私は考えました。

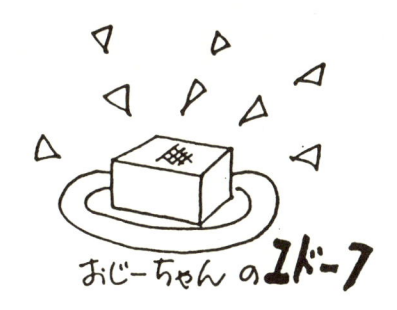

おじーちゃん の ユドーフ

　「人生」生まれてから死ぬまで、いろんな出来事がありますけれども…、例えば、この時期に「結婚」という出来事があるとします。…私はまだこの辺な

んですけれども…。結婚という出来事があった時に、例えばうちは洋服屋なので、お前は長女だから…、「みのりや」っていうんですけれども、みのりやを継ぐのに、お前は婿養子をもらいなさいと言われたとします。そしたら、ここで、「ゴタゴタ」がおきます。

今度はこの辺で、誰かが…、例えばうちの突然、親が死んじゃったとします。そしたら私は長女だからいいんですけれども…、私のきょうだいの一番下であるうちの仁子が、私は一番下だけれども財産がいっぱいほしいと言ったとします。そしたら、きっと兄弟の中で、「ゴタゴタ」が起きると思うんですよ。

こんなふうに、人生の中でいろんなゴタゴタがあるっていうのは、健康な時と病気の時がそれぞれあるっていうことと同じことだと思うんですよ。それで、私が気づいたのは…、うちの家族でこの時期にうちの弟がたまたま大学受験に合格して、家を空けることが多くなったっていうそういうゴタゴタがあったんだけれどもこの時期に、たまたま、おじいちゃんが湯豆腐を食べたっていう、そういう小さな出来事で嬉しい！っていうそういう出来事があったっていうのが、この時期だったんですね。湯豆腐を食べたっていうのは、皆さんからしたら全然たいした出来事じゃないんですよ。でも、自分の中では、そういうなんかこう、日常の中のなにげない出来事なんだけれども、嬉しいな！って思えることが、家族の中の健康なのかなって、最近考えてます。

この時期に起きている、あの病気っていうのは結構発見するのは簡単なんだけれども、こういうふうに何にもない日常生活の中で、どうやって…、そういうその辺に落っこっている幸せとか、嬉しいなって思える出来事を、見つければいいのかなっていうのは、それぞれ方法があると思うんですけれども…。

4.「し」あわせな：すけっち

例えば、ここに『幸せは自らつかむものであって、待っていてもやってこない』っていうふうに書いてありますけれども、待っていてもやってこないんだったら、自分から見つけようと思いました。それが、あの結果的には、おじい

ちゃんの湯豆腐もそうだったんですけれども…。

　私が家族の中で、どういうふうに健康とか幸せとかを見つけているかっていいますとですね…、例えば、うちのお父さんにこの前、日曜日も久しぶりに会ったんですけれども…、私は親に会うと必ず、「　…　」っていう顔（ニコニコ顔）をするんですよ。とにかく、こう→「　…　」っていう顔をするんです。そうすると、お父さんはどういう顔をするかっていうと、「なんだ、それ？」ってするんじゃなくて、うちのお父さんもなぜか「ハハッ、変な顔しやがって…」なんていうんですけれども…、そういうことも、なんか私はたまたま、こういうふうにやっただけなんだけれども、うちのお父さんはそれをけなすことなく、すごくなんか「また、その顔してんのか」っていうふうに笑いを返してくれるんですよ。それも自分にとっては嬉しい！

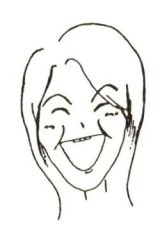

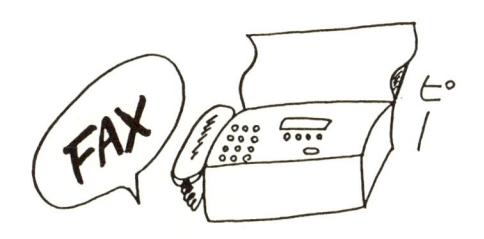

　後は、例えば誰か家族で誕生日の人がいたら、私は今アパートで一人暮らしをしているので、アパートからファックスを流すようにしてるんですよ。そうすると、それが結構最近では習慣になってきているので、どういうことがおきたかっていうと…、この前、父の日に私はファックスを送ろうと思ったんだけれども、アパートでケーキを焼いたり、ビワでジャムを作ったりして、結構、夜遅くなっちゃったんですね。そしたら、うちのお父さんから、まず電話がかかってきました。そしたら「あのー、おじいちゃんにファックスを送ってあげてください」っていうふうに言われたんですね。そしたら「あのね、おじいちゃんは今日は朝から、ファックスを受信の状態にして電源入れて待ってるんだ

よ」っていうことを言われたんですよ。「あー、わかった、わかった。いまねやってるから、そのうち送るから…」って言って電話を切りました。で、また20分くらいたったら、今度は、うちのお母さんから電話かけてきて、うちのお父さんが私に電話をかけたことは知らないんですよ。で…、「あのねぇ、おじいちゃんがねぇ……」って始まったんで、「さっきね、お父さんから電話がかかってきたから、これから送るから」っていうふうに電話を切ったんですよ。だから、あのー最初は私から家族に対して、いろいろ仕掛けていた出来事だったんだけれども、それがいつの日か習慣になって、うちのお祖父ちゃんはなんかあると、自分から予測してファックスの電源を入れて、それをこう楽しみに待つようになったんですよ。だから、私は何をやるかっていうよりも、自分からなんか仕掛けていけば、当たり前で付き合っている家族なんだけれども、なんかこう、行動が変わってくるんだなっていうことを最近感じてます。

　これは、私の家族の中での経験だったんですけれども、それは家族の中であって、まちに出たらどうなるかっていうのも、いろいろ考えないといけないとは思うんですけれども…。それもなんかこう、家族にやるのと同じように、まちの中でも何か自分から仕掛けることによって、簡単に、そういう嬉しいこと幸せな出来事に出会えるんだなってっていうことを、最近、ちょっと感じているんですけれども…。

　ここで「すけっち」から「しまっち」に変わるということで、このまちづくりの話は、島内先生の方からあると思います…ので、よろしくお願いします。
　　　（講師、島内先生へバトンタッチ）

5．「ま」ちづくりは：しまっち
　えー、大変珍しい講演であります…、もう二度と出てくるなと言われかもしれません。実は助友さんのお父さんとは裸の付き合いをしてまして、なんと名前も「のりお」っていうですよね。自分の娘も彼女と同じ歳なんですけれども、

娘の直子に「お前お父さんのやっている健康社会学を継ぐ気がないか…」っていったら、「ハーイ、残念でした。助友さんについでもらいな！」なんて娘に言われてしまいましたけれども…、そういう意味では、助友さんは娘のような気もしますが…。

(1) 健康なまちづくり

さて、まちづくりの方にうつりたいと思います。そこに、健康なまちの定義が書いてあります。これは、平成4年にですね、厚生省が健康なまちづくり『健康文化都市構想』っていうのを立ち上げた時に、私に委員になれということで、その時に私が，国の委員の一人として提案した考え方です。ちょっと読んでみます。「健康なまちとは、地域住民一人ひとりが主体的に健康づくり活動に参加することによって、自らの健康の価値を学ぶとともに自己実現を達成できるような社会的基盤を備えた地域社会のことである。地域住民は、このような地域社会の中で健康づくりを楽しみ、その活動を通して生命の大切さを知り、生活の豊かさを味わい、人生の意義を学び、そして幸福を実感できるのである。」

今までの政策は、「高血圧がある」「糖尿がある」「がんがある」「心臓疾患がある」だからこれをなんとかしなくっちゃという提案で、国はずっと医学的発想で展開してきました。私が，国に対して提案したのは、「それはわかってる！」そうではなくて、もっと理想を語ろうではないか。夢のあるプログラムを国が仕掛けることが重要でないか、「行ってみたい、住んでみたい、歩いてみたいまちはどんなまちなんだ」「終の住みかとして、選ぶ場所はいったいどういうところなのか」ということを前提として仕掛けました。

その結果、今日は全部は持ってきておりませんが、京都市と高知県南国市、私の生まれ故郷ですが…、それから諏訪市、諏訪市の時にはですねぇ、私なんとテレビ放映されていることを知らなかったんです。1時間番組で桂米助とトークショーをやっております。なんとテレビに出てるのは、僕だけ知らなかっ

たんです。なぜかというと、先生はたぶん、テレビに出たことがないから、不安のあまり普段の調子で出来ないから、スタッフはみーんな知ってたんですけど、僕だけ知らなかったんです。で、一時間番組で、ビデオもありますから、必要な方は諏訪市に電話してみてください。桂米助とまるで漫才みたいなことをやっています…。

　諏訪市の人たちが、例えばまちづくりということで、どんなことをしたかっていうと、「ウォーキング講座」。昨日も実は、古川さんと古沢さんに連れられて…、どちらかにいらっしゃいますか…？あっ、いらっしゃいました。「昨日はどうもありがとうございました！」初めて浅虫の山道を歩きました、なんと癒されるというか、森林浴、それから、眺めも良かったです。そして、お世辞じゃありませんけど、なんと古川さん・古沢さんの優しいこと！古川さんは、なんか知らないけど次のプランもあるみたいで、次は、松のある風景とそれから海から浅虫を見てください。なんとその次はカラオケまでセットされているようで、私はどんどんと浅虫に行って、ちょっと歌の練習もしてこないといけませんが…。

　諏訪市の場合どんなウォーキングだったかっていうと、歩くだけじゃないんです！私は、健康なまちづくりには、写真家も音楽家もあらゆる人達が必要、建築家も含めて…、っていうことを提案してきましたが、なんとウォーキング、諏訪湖一周する途中に「街角コンサート」っていうのを仕掛けたんです。木陰に、なんとクラッシック！バイオリニストとかギタリストとかいて、そこで弾いている中でコーヒーを飲みながら、ちょっと休むんです。30分もウォーキングした後、コンサートを聴いてまた歩くんです。これが大流行りで人は増えるばかり！ただ歩くだけならみんな去っていくんです。

　例えば、東京ガス、東京ガスでもいろんな仕掛けをしました。体育館で、そしてマシンを一生懸命こいで、フィットネス、そしたらなんと3カ月で従業員は体育館に来なくなりました。「日常生活の中で仕掛けること」と「楽しみ」っていうことなんです。その東京ガスでは日常生活の中で仕掛ける工夫をしま

した。「あなたは、ふた駅前からバスを降りて、会社まで来たらどうですか？」「あなたは、ひと駅前から来たらどうですか」なんとウォーキングを生活の中に入れました。意図的に入れたんです、日常生活の中に…。なんと成人病を克服してくる人がどんどん増えたんです。ですから、日常生活に入れこまなきゃいけないタイプもあれば、楽しみをその中に入れ込む…、いろんな人がいます。ですからウォーキングひとつとっても、様ざまなやり方があるということを、まずお伝えしたいと思います。

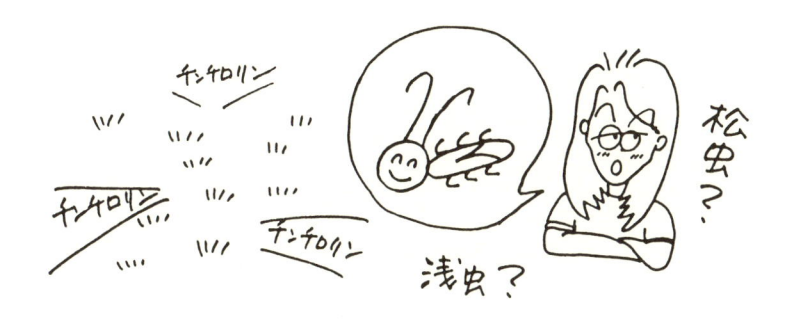

外国の健康なまちづくりの例をお話します。スペインのバルセロナ市はどんな健康なまちづくりを展開したかっていうと…、バルセロナのオリンピックの時に、小学生に草花の種をあげて、まちのどこでもいいから世界中の人をウェルカムするために、種を植えましょうよ！そうするとオリンピックの時に花が咲くから、来た人達がすごく嬉しくなるでしょう。これが「ヘルシー・シティーズ in バルセロナ」バルセロナの健康なまちづくりです。昨日、浅虫を歩いて、家々の玄関先から、庭にいっぱい花が飾られているのに驚きました。そして、塵がぜんぜん落ちてないのにビックリしました。外の人が来ても歩きやすいし、空気がいいです。あれが、もし、歩くたんびにゴミにぶつかっているような状況だったら、二度と浅虫には来たくありません。私は最初、浅虫を間違えて松虫って言ってました。そしたら三上さんや浦田さんに怒られてしまいま

した。松虫じゃなくて「浅虫!!」今でも松虫って言いそうなんですけど、もし、汚い雰囲気だったら、松食虫と同じで、「あそこはダメだよ、行かない方がいいよ、松食虫がいっぱいいて…道にもいるらしい…」とかってなります。そういう意味では、やはり、一人ひとりが協力して花を植えることもすてきな健康なまちづくりです。オーストラリアのゴールドコースト、沖縄と同じで太陽の紫外線が強いまちです。「サン・スマート・プログラム」がゴールドコーストの健康なまちづくりです。木陰をつくる、木を植えて木陰をつくるというのが健康なまちづくりです。日本人の若い女性はそのことを知りませんから、沖縄に行って海に入ったあと日光浴します。10分もすると紫外線でやられて救急車。オーストラリアはもっときついです。5分も焼いていたら危ないです。まさに、紫外線に対する知恵がないんですね。ま、そういう意味でこれもひとつの健康なまちづくりです。青森はどんなことを仕掛けるか、非常に楽しみです。アメリカではこういうことがあります。ロサンゼルスで、エイズ患者と死を待っている高齢者を同居させるプログラムが健康なまちづくりの展開でした。これはちょっと消極的です。しかし、「死を待つ」という点では、エイズ患者も高齢者も同じです。なんと人間的なふれあいとコミュニケーションをもって、豊かな看取りをお互いすることができた。これはちょっと残念なんです。普通の人達が普通の感じで付き合うことができればいいんですけれども、まだまだエイズ患者に対する偏見は強くて…。私が、1987年、日本に戻った時こんな事件がありました。親しい仲間・先生達に握手を求めた時です。当時「電車の吊り革でうつる」「トイレの便器でうつる」ということが、まことしやかに語られていて、握手してくれないんです。デンマークはエイズのメッカでした。ちょうど僕が1987年3月戻る時に、アメリカで全米放送でエイズ患者が放映されました。「私はエイズです」と。そういう状況の中で偏見の中で、まだ身近な人でも、6カ月過ぎてようやく「あっ、君は大丈夫なんだ」といった具合で偏見があります。障害を抱えている場合もなかなかうまくいきません。そういう意味で健康なまちづくりを考えていく時には、いろんな考え方があるということを頭

に入れておいてください。さて、健康なまちづくりを考えていく時に、ひとつイメージとして描いてもらいたいものがあります。黒板に書きますけれども……。

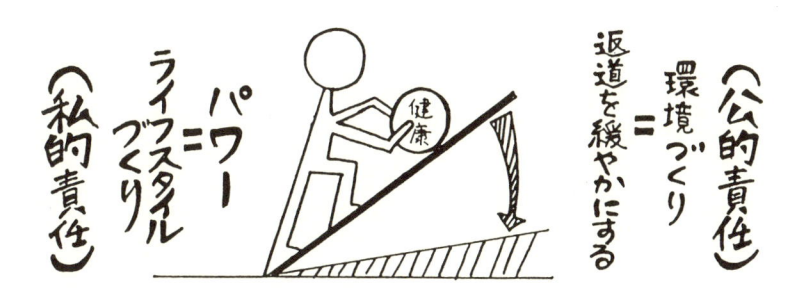

[図：坂道を「健康」の玉を押し上げる人。「パワー＝ライフスタイルづくり（私的責任）」「環境づくり＝坂道を緩やかにする（公的責任）」]

　1986年にデンマークに留学した時にですね、イローナ・キックブッシュさんとコペンハーゲンのヘルスプロモーションを考えるセミナーに一緒に来なさいっていうことで出席しました。ちょうどこれくらいの人数のコペンハーゲン市民が集まっていました。その時にイローナさんが、健康をつくっている、健康なまちづくりってどういうことなんだっていうことを市民に語りかけていました。「皆さんに質問します。ハイ、これは、一人の人間が健康という大きな玉を、坂道を押し上げている図なんですけれども、どうしたらいいでしょうか？」と小学生に聞くような感じで聞きました。そうしますと、ある人が出てきて「この人にパワーがあればいいんんじゃないですか？」と言いました。イローナさんは「そのとおり！これがライフスタイル！」日本語でいえば、健康生活習慣を整えていく、「運動・栄養・休養」、みなさん方がいまとても気になさっている、国の健康日本21がすごく気にしている問題。まず、自分の力で生活習慣を整えていきましょうということがあります。この考え方だけですと、アメリカ的発想です。アメリカは自分の責任で健康をつくろうといっています。ある意味でこちらの考えは、私的責任の中でやりましょうということです。次の考え方が、私が翻訳したWHOのヘルスプロモーションの考えに基づく健康な

まちづくりです。イローナさんがこういう質問をしてました。「今日お集まりの皆さん、みんな姿・形・髪型、みんな違います。全く同じ服装をしているという方はめったにいません。人は同じパワーをもっていません。小学生・障害者・高齢者含めてみんな違います。じゃ、どうしたらいいでしょうか？」と質問すると一人の女性が前にきて、「イローナさん、こうしたらいいんじゃないんですか？坂道を緩やかにする」イローナさんいわく「そのとおり！これが環境づくりなんですよ」とおっしゃっていました。これで、当時私は「なるほど!!健康をつくるっていうことは、単に医学的な発想で食べるものに気をつけるとか、ウォーキングするとかじゃなくって、環境、家庭・学校・職場・自然環境・人間環境含めて、環境もやんなきゃいけないんだ」っていうことに気がつきました。

　車イスに乗られた方、経験ある方いらっしゃいますか？車イスでまちを歩いた経験のある方？いませんか、ぜひ一度、車イスで自分のまちを回ってみてください。ほとんど回れないってことに気がつきます。横須賀市でこういうプロジェクトを、私は職員の方に仕掛けました。頼まれましたから…。5～6人のグループで横須賀市を回ってください、車イスで…。そして、回ったあと4週間くらいたってその報告を聞きました。なんと異口同音に言ったのは「ひどいまちだ！」っていうふうに、職員が気づいたそうです。歩道を動いていると、自転車がきたり人がきたりで、まずせまい。こぎながら車道の方へ落ちていく。なぜならは、水はけを考えて斜めになっているんです。車道も真ん中から歩道の方に向かって斜めになっているんです。信号のところにくると2センチの段差があります。これは、通産省が決めていて2センチ以下が基準だそうです。なぜ、ゼロタッチにしないのか？雨水を下水に流すためにつくったんです。ですから、車イス用にはなってません。車イスの前の方は2センチを上がることができません。われわれの力でも…。だから後から上がろうとしたらコケちゃいます。じゃ、今度は電車に乗ろうとしました。電車とホームの間が50センチ以上あいている箇所があって、いきなり落ちます。エレベーターを上がります。

エレベーターあがっても電車に乗れない状態。じゃ、スロープを使ってみようとすれば、スロープには自転車が置かれています。ここら辺なんです。この環境というのは人間環境なんです。偏見という環境です。東京筋ジストロフィーの「石川左門さん」っていう方、ご自分の息子さんが筋ジストロフィーにかかって、自分の生活を全部拘留してですね、仕事をやめて彼のために努力してたんですけれども…、彼は言ってました。「私は、全国組織を作ったときに、一番きつかったのは人間の壁だ」と言ってました。人が偏見を取り除くことがどれだけ苦しいかっていうことは、身をもって経験しないとわかりません。「坂道を緩やかにするその環境の中に、人間的な環境の部分をぜひ強調する必要があるような気がします。そういう意味で、ぜひみなさんも「何が大切か」考えてみて下さい私は、次のフレーズにあるような気がします。

(2) 人びとのココロを育てること：しまっち＆すけっち

　右側の「5」の「『ま』ちづくりは」の (2)、『人びとのココロを育てること』。私は、この田村明さんの「『ま』ちづくりの発想」という本読んで、気持ちが固まりました。「こういうまちづくりに専念しよう！」と。ちょっと読んでみます。「まちづくりにはお金もいる。技術もいる。チエもいる。組織や制度も必要である。しかし、…まちに住むすべての人びとがまちを愛し、自分の役割を果たさなければ良いまちはできない。まちづくりは人づくり…、人づくりは人びとのココロを育てることである。まちの美しさ、なごやかさ、楽しさなどココロをもった人びとである。まちを愛する人びとの美しい心（ココロ）がなければ、見かけ上のまちづくりに終わってしまう。」じゃ、具体的に人びとの心はどんな形で現われてくるのか、見えてくるのか、この点について、いま、千葉県の白井町で、市民とともに私と助友さんが動いてます。

　彼女の目を通して、こんなことが「美しい心」の表現じゃないかなということを、また再登場してもらってお話してもらいたいと思います。

　助友さん、もう一度お願いいたします。

＜千葉県白井町の事例＞
　再び登場いたしました助友です。
　いま、先生のお話にもありました、千葉県の白井町というところで、実際に住民の方たちと行政の方たちが一緒に会議をして、それでこういうプランが最近できあがったんです。これを回したいと思います。（白井町「健康文化都市プラン」を回す）私も、この白井町のプランをつくる時には、住民の方たちと一緒に加わって、毎回会議で話し合いをしたんですよ。たまたま私はその時、大学院生、一応学生だったんですけれども、大学院生で修士論文を書いていたので、学術委員という学識経験者という肩書きをいただいて、それでたまたま参加したんですけれども…、なにせ24歳ですから一番下っぱだったんですね。ですから役所の方とか、お父さんお母さんよりもっと上の世代の方達と一緒になって、白井町をどういうまちにしようかという話し合いをしたんですよ。
　その時のお話もしたいと思うんですけれども、その前に、皆さんにお回ししたい資料があるんですけれども…、なんで白井町が住民の人達とプランづくりを始めたかというと、この『健康文化都市大学』っていう市民向けの講座がスタートだったんですよ。これは、今日のような島内先生の健康なまちづくりってこういうことだよっていう授業があったり、あとは、テラウチさんっていう写真家の方も来週？あっ今週の土曜日に青森にいらっしゃるということですけれども、そのテラウチ先生のスライドを見ながら、こんなきれいな所がまだまだたくさんあるんだ、じゃ、自分達の白井はどういうふうにしようかっていうことを考える機会を設けてくださったりとか、あとは音楽家の先生がきてくださって、健康になれる音楽はこういうのだとか、あとはゴルフが上手になるにはこの音楽を聴きましょうとか、そういういろんな授業があったんですよ。でも、テーマはすべて「健康」ということで、そういうユニークな講座だったのでＮＨＫからも取材にきたりしたんですけれども…。
　10回くらいの講座を終了したあとで、それを受講した住民の方たちの何人かは「自分達の白井町が健康なまちになるように動いてみたい！」って住民の方

からたちあがったんですね。で、いま、実際に動いているのが『白井町健康文化都市・夢ふれ愛サークル』っていうサークルなんですよ。これには20人くらいの方たちがいるんですけど、その方たちとこの前、具体的に第1回目の活動をしました。それは「白井町の中をウォーキングしよう！」ということで、ウォーキングして健康になろうということだったんだけれども、ただウォーキングするだけでは、青森の浅虫のようにきれいな景色ばかりではないので飽きちゃうと思うんですね。だから、カメラを持って「あっ！ここがいいなぁ」って思うところがあったら、パチパチ写真を撮りながらウォーキングしましょうという、そういう計画をたてて実際歩いたんですね。そしたら、結構歩けちゃうんですけれども…。終わったあと、バーベキューなんかをして、せっかく歩いたのにビールを飲んじゃったっていう、そういうサークルなんですけれども…、結構楽しくやっているので、これをお回ししたいと思います。

　実際この白井町の方たちと行政の方たちといっしょになって、いま、お回ししているプランをつくったんですけれども、どういうプランができたかっていうと、住民の方たちが言った、こういう建物を建ててくださいっていう意見がそのまんまプランの中に入ったんですよ。

　これには、いろいろな苦労話もありまして…、例えば、私は同じ机に一緒に座っているんですけれども、どういう会話が行き交ったかっていうと、例えば、住民の方が…神崎川っていう川があるんですけれども…「神崎川の中には実は小さな魚がいるから、それが見えるように、遊歩道をつくったらいいんじゃないか？」っていう発言をしたんですよ。そしたら、ちょっと賢い環境課あたりの方が「あれは一級河川ではないので、それはできません！」ってこれはボツ（×）になったんですね。その次に、また住民の方が「あの辺に貯水池があるので、その貯水池の周りには柵があって、子供達本当は入りたいんだけど、それが入れずすごくもったいないので、あの柵をとっぱらって、ギリギリの所までいけるようにしたらどうか？」っていうことを言ったら、また、建設課の賢そうな方が「あの場所は危ないので、それだけはできません！」っていうこと

で、また却下（×）になりました。あとは、「清水口」っていう地域があるんですけれども「そこにたまたま広場があるので、そこに花の種とか植えて、お花畑をつくったらいかがですか？」っていうことを住民の方が提案しました。そしたら、今度は環境課の方が「あそこは私有地なので、役場で勝手にできません！」っていうふうに、話が全然進まなかったんですよ、最初は…。

私は「なんなんだ!?」って思っていたら、本当は「そんなのいいじゃないですか、お金がないのはわかるんですから…」くらい言いたかったんですけれども…、それを察した年金課の課長さんが、私からみたらデーンとしてて、すごくお偉い方だなっていう感じだったんですけれども、その年金課の課長さんが「アノサー、お金もないし、法律もあるし、しょうがねぇから、おれらも（職員も）夢を語ろうや！」っていう話になったんですよ。それから、だんだんだんだん住民の方も行政の方も、結局、住民の方の熱意におされて、「じゃ、私たちはこういうものを望んでいるので、こういうのを建ててください」って言ったら、今度は何課の課長さんだったか忘れましたが、「それはこういう条令がありますので、それは大丈夫ですよ！」とか、そういうふうに住民の方たちと行政の方たちの受け入れ体制っていうのが、だんだん出来上がってきて…。

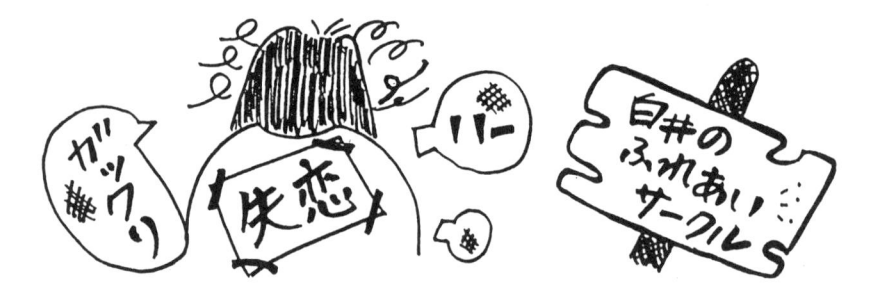

最初は大きいテーブルに、こっち行政、こっち住民っていうふうに分かれて座っていたんですけれども、だんだんだんだん、みんなバラバラに座るようになって、みんな結構いい雰囲気ができたんですよ。まぁ、それはプランが終わっても、白井の夢ふれ愛サークルは、実際、住民が立ち上げたサークルなんだ

けれども、行政の人たちも個人的に入っているんですよ。で、それは白井の住民に限らず、いろんなその周りに住んでいる職員の方たちも、自分も白井町にいるからっていうことで、結構そのサークルに入ったりしてるんですね。だから「住民の人たちのやる気とか熱意があるから、行政の人たちも変わるんだな」って私思ったんですよ。

　なんでそんなことを思ったかっていうと、公のこういう会議だけじゃなかったんですよ、私の場合は…。えーと、これはですね、ある専門誌にも書いたんですけれども…、裏話があるんで…、私がちょうど去年の12月くらいに失恋をしたんですね。それで、失恋をした次の日に、白井の夢ふれ愛サークルがあって行かないといけなかったんだけれども、なんかすごく気分が落ち込んでいたので、わざわざ白井まで行きたくないやって、最初思っていたんですよ。でも、その日は島内先生も行けなかったので、「あー学術委員だしなぁ、行かないとなぁ」なんて思いながら、車30分～40分くらい運転して白井町に行ったんですね。そしたら、いつになく住民の方たちの対応が、別に普段と全然変わっていないんだけれども、その日ばかりは、すごく「あったかく」感じたんですよ。夢ふれ愛サークルの人達は、私が失恋したということを知っているはずはないんだけれども、なんかこう「あったかい」ものをすごく感じて、「あー、嬉しいなぁ！」ってその時にまた思えたんですね。だから、まちを、本当に健康なまちづくりになるっていうことは、先程、先生がヘルスプロモーションのこの図で説明されたこの「環境づくり」っていうのは、本当に「人の心っていう環境が、まちを健康にするんだな！」って、私はその時、身をもって実感することができたんですけど…ちょっとクサイですかねぇ？でも、住民の方たちの、そういう優しい心っていうのが、健康なまちをつくっていくのかなって、最近では思っているんです。

　昨日も、古川さん・古沢さんに、浅虫の山をいろいろと案内していただいたんですけれども、古沢さんは、所々からいろんな植物をとって私に見せてくれて、「この松をさわってごらん、ほら、痛いでしょ！この松は二本いっしょに

くっついているから、この松は夫婦円満なんだよ」とか、いろいろ教えてくださったりしたんですよ。あとは、古川さんもすごく重かったと思うんですけれども、ポカリスエットの350ccの缶を10本ちかく入れてしょいながら山道をあるいてくださったりして…、私は、あの、まだ失恋の痛手も消えてないからでしょうかねぇ、すごく優しく感じたんですよ。だから、これから浅虫の方でも住民さんの委員会とか研究会が立ち上がって、いろいろ活動されていくっていうことで、私はすごく個人的にも楽しみにしてるんですけれども…。

　9月の末に白井町の夢ふれ愛サークルの人たちが青森に来るんですよ！来るっていうのは、その浅虫の温泉につかりたいっていうのもあるんですけれども、自分達は住民だから、青森の住民とふれあうのが一番青森のためになるんじゃないかって、それくらい意気込んで、夢ふれ愛サークルの人たちが、9月の25、26の土・日に一泊で来るんですね。ですから、私もいっしょに来たいと思うということで、夢ふれ愛サークルの会員なので、いっしょに来たいと思ってますので、その時にまた皆さんと交流が持てたらいいなぁと思っている、今日この頃です。それでは…、あの、ご静聴ありがとうございました。

(拍手) …講師は島内先生へバトンタッチ…

6.「ち」かくの人との交流から始まる：しまっち

　助友さんは、もう出てきません！（笑い）あと時間がもう少しありますが、まとめに入りたいと思います。。「6」の「『ち』かくの人との交流から始まる」っていうところで、「難しいことではなくて、できることから始めていけば、実は始まるんだ！」っていうことを皆さんに伝えたかったわけです。「コミュニティの再生が鍵！」とそこにかいてあります。アメリカ人でウェルネス・ムーブメント、「ウェルネス・ムーブメント」っていうのはこちらなんです。「健康になりたければ自分で努力しろ！」「タバコもやめろ！」「運動もしろ！」私的責任!!これがアメリカの考えです。私はアジア人として、それに賛同するこ

とはできません。WHOの人たちが、実はわれわれアジア人の考え方に賛同して仕掛けたのが「ヘルスプロモーション」の考えに基づく「ヘルシー・シティーズ」、健康なまちです。そのことを見事にアメリカ人が私達にエールを送ってくれました。私がまず大切にしたいのは、まずこちら側（環境づくり）、こちら側は「公的責任」です。タバコをやめたくてもタバコしか自由にならない人がいます。バランスの良い食事を摂りたくでも、お金がない人もいます。様ざまな人が社会の中で生きているわけであります。まず、何をしなければならないか？県・市町村・国レベル、こちら側がまず人の器の基礎をつくることを前提として、本人の努力を問うべきだと、これが私たちが主張する健康なまちづくりです。

　アメリカでウェルネスを主張しているトラビスという方がある翻訳書の巻頭言で、こういうことを私達に語ってくれました。「いろんな文化が、昔から家族や近隣との協力関係に価値を与えてきました。この価値観を絶対に失わないことを願っています。私たちは、いまになって地域社会が与えてくれる協力や援助が、幸せな人生の源であると自覚した。」個人主義を徹底してきたアメリカ人が、私たちアジア人の「和を重んずる精神」に憧れているんです。私たちは、戦争に負けたあと、アメリカのスタイルに憧れてきました。「自立！自立！」目を閉じたら大切だと思う隣近所の人、親戚付き合いをすべてを放棄してきました。気づいてみたら、城壁がないんです。城の城壁がないまんま、核家族の中で生きている。いわばガラスの城の中で生活しているといえましょう。

　いま、私たちに重要なのは、その家族を守る城壁としての「新しい家連合！」すなわち『コミュニティ』なのです。隣近所の人達こそが、このトラビスが言っているように、「私たちの価値、使命感、人生の目的といったものは、私たち健康と幸福観に貢献し、私たちの健康を支える要素であることは、よもや否定できない。私たちは、日本の人達が大切にしている家族・地域社会、このことにもう一度、皆さんは気づくべきである。それは、なぜならば、皆さん方がもともと大切にしてきた文化だから…。」というふうに彼が言ってます。そう

いう意味で健康なまちづくりというのは「コミュニティの再生！」「再生」という言葉…、いま消えようとしているとしているから、この言葉を使っているわけです。「終わりに」のところにうつりたいと思います。

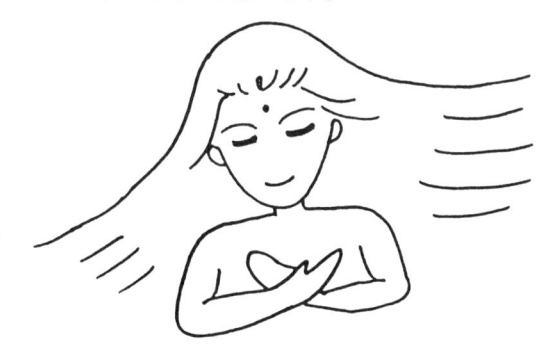

おわりに：しまっち

『健康とは何か？』に興味をもって、私はもう30年近くなりますけれども、最近1つの結論を得ることができました。『健康の聖地がある！』と私は考えるようになりました。地球サイズでみると、チベットにあるような気がします。世界の人達は『マンダラ・オブ・ヘルス』という考え方をWHOで採用しました…、「身体的」「精神的」「社会的」そして「心霊的」とでも訳しましょうか、「Spritual」という言葉がWHOの健康憲章の中に加えられようとしています。その「Spritual」という考え方の原点は、あのダライラマの育ったあの聖地にあります。「セブン・イアーズ・イン・チベット」という映画、ビデオ見られた方は…、もし見られていない方は、「セブン・イアーズ・イン・チベット」を見てください。あそこに私は何かヒントがあるような気がします。なぜならば釈迦の発想に、いま、世界が注目しているからです。仏教もそうです。そこで…、簡単にはチベットにはいけません。一番近いのはネパールだそうですけれども…。もう1つ！身近な所に聖地があります。それは『一人ひとりの心の中』にあるような気がします。人間の心は宇宙を、あるいは家族も未来もということになり、まず自分自身…、自分を信頼できない自分を愛せない人が、人を愛するわけがない。そういう意味で、もう一度自分を見つめてみれば、その心の中

に健康の聖地があることに気づくことでしょう。『実はエネルギーの根源は自分自身である！』そのエネルギーは、誰が出してくれているか？冒頭で申し上げました「自分自身らしさを生み出す５つの決定事項」「目を閉じたら大切だと思う人びと」…。こういう人びとが、実は自分のエネルギーを出してくれているんだと、私は、今信じ疑っていません。ぜひ、みなさん青森という舞台で、『Think globally, Act locally！』地球サイズの愛をもって、いまできることから始めていただければと思います。どうも長い間、ご静聴ありがとうございました。(場内拍手!!)

あとがき

　5年前、私は大学2年生でした。成人式もまだだったし、テニスばっかりしていたし、一人暮らしも始まっていました。人生初めての入院を経験したりもしたけれど、家族や友人や彼氏のサポートもあってか、ようやく健康に対する認識が芽生えていったのがこの頃だったと思います。ゆえに、大学3年生になって、「ヘルスプロモーション」という素敵な理論や「島内憲夫先生」という偉大なる師に出逢えたことは、ある意味必然的な出来事であったのかもしれません。

　そんな私が今日に至るまでのわずか5年という短い月日の中でどれだけヘルスプロモーションのことを理解できたでしょうか。無の状態である学生として初めて世界の健康戦略に耳を傾けた瞬間、半ば研究者のたまごでもある大学院生として日本国内の様々なヘルスプロモーションの姿を知った瞬間、そして諸先生方の論文から様々な情報を整理しきれていなかった助手である今日。そんなときに師:島内憲夫先生が本書の執筆という大きなチャンスを与えてくださったのです。

　ヘルスプロモーションはとても素敵な概念です。それは日本に最初にそれを紹介した私の師である島内先生の暖かな人柄によるものなのかもしれませんが、一方でこの5年という短い月日の中で私が直感していることは、わが国において、近年の様ざまなモデル・活動を通してヘルスプロモーションの考え方が混乱しているのがとても残念だということです。オリジナルはここにあると言いたい。伝統菓子にしても必ず「元祖」あっての銘菓なのですから。

　昨年、修士論文も佳境に入っている最中に5年近く付き合っていた彼氏とサ

ヨナラをしました。私を取り巻くソーシャル・サポート・ネットワークがどれだけ心強かったかはご想像におまかせなのですが、少々投げやりになっていたときに偶然ひとつの詩に出会いました。(残念ながら、作者不明です。でも、どうしてもここに載せておきたいので作者のお許しを頂きたく思います。また、読者の皆様でこの詩を読んで心当たりのある方は連絡くださいますようお願い致します。)

休日の朝、目覚めてすぐに
テレビをつけるのを、やめる。
ひとりの夜、寂しいからと誰かに電話を
かけるのを、やめる。
そんなふうに、普段、
なにげなくしていたことを、やめてみる。
すると、時間が生まれます。
それは貴重な、ひとりで「考える」という時間。
どうして、あのとき、あんなに、わくわくしたんだろう。
どうして、あのとき、あれほど、せつなかったんだろう。
たまには、じっくりと
自分の気持ちを「考える」。
ていねいに生きることで、
本当の自分が見えてくる。
みんなといるのは楽しい。ふたりでいるのは、うれしい。
でも、ひとりの時間も、たいせつ。
ひとりを味わうことは、自分自身をやさしく
いたわることでもあると思うから。

ヘルスプロモーションは、生活者の論理であると島内先生はおっしゃられます。ゆえに日常生活のささいなこととどのようにむき合っていくかが非常に重要な鍵と言えます。WHOは、Think globally, Act locally！（地球サイズの愛をもって、今、できることから始めよう！）という素敵なスローガンをかかげています。私はそれを「ていねいに生きる」ことだと解釈しているのですが、みなさんの場合はいかがでしょうか？私が失恋の痛手から立ち直り、人生が冒険のように楽しいものだと感じるようになったのもこの自覚が始まった時だったのかもしれません。

　最後になりましたが、修士論文の指導から本書の執筆にあたるまで、こんなに素敵なヘルスプロモーションの価値について唱道しつづけてくださった島内憲夫先生ならびに未熟な研究者をつねにあたたかく見守ってくださった垣内出版の垣内健一社長に心よりお礼申し上げます。

平成12年1月14日
25回目の誕生日プレゼントに感謝して
助友裕子

【執筆者紹介】

島内憲夫（しまのうちのりお）
1949年　高知県に生まれる
1974年　順天堂大学大学院体育学研究科修士課程修了（体育学）

*所　属
　順天堂大学スポーツ健康科学部健康学科　健康社会学研究室　助教授
　順天堂大学ヘルスプロモーション・リサーチセンター（WHO協力機関）
　コーディネーター

*主な研究・学会活動
　健康社会学研究会代表・日本健康教育学会理事・日本社会学会会員

*市民との協働活動
　白井町健康文化都市評価委員会委員・白井町夢ふれ愛サークル顧問

*好きな花
　あじさい、ばら

助友裕子（すけともひろこ）
1975年　茨城県に生まれる
1999年　順天堂大学大学院スポーツ健康科学研究科修士課程修了（健康学）

*所　属
　順天堂大学スポーツ健康科学部健康学科　健康社会学研究室　助手
　順天堂大学ヘルスプロモーション・リサーチセンター（WHO協力機関）
　スタッフ・事務局員

*主な研究・学会活動
　健康社会学研究会運営委員および「健康社会学研究」誌編集委員長
　日本健康教育学会会員・日本社会学会会員

*市民との協働活動
　白井町健康文化都市評価委員会委員・白井町夢ふれ愛サークル顧問

*好きな花
　たんぽぽ

21世紀の健康戦略（別巻Ⅰ）改訂増補
ヘルスプロモーションのすすめ
　――地球サイズの愛は、自分らしく生きるために！――

2000年2月25日　改訂増補第1版
2002年4月30日　改訂増補第2版

●

著　者　島内憲夫・助友裕子
発行者　垣内健一

●

印　刷　平河工業社
製　本　イマヰ製本
発行所　垣内出版株式会社
　　　　〒162-0805　東京都新宿区矢来町3番地
電　話　03-3260-4982
ＦＡＸ　03-3260-4986
振　替　00170-9-25966

ISBN4-7734-0262-8